じぶんでできる

左脳過剰の静め方

思考（左脳）を手放す
実践的プログラム

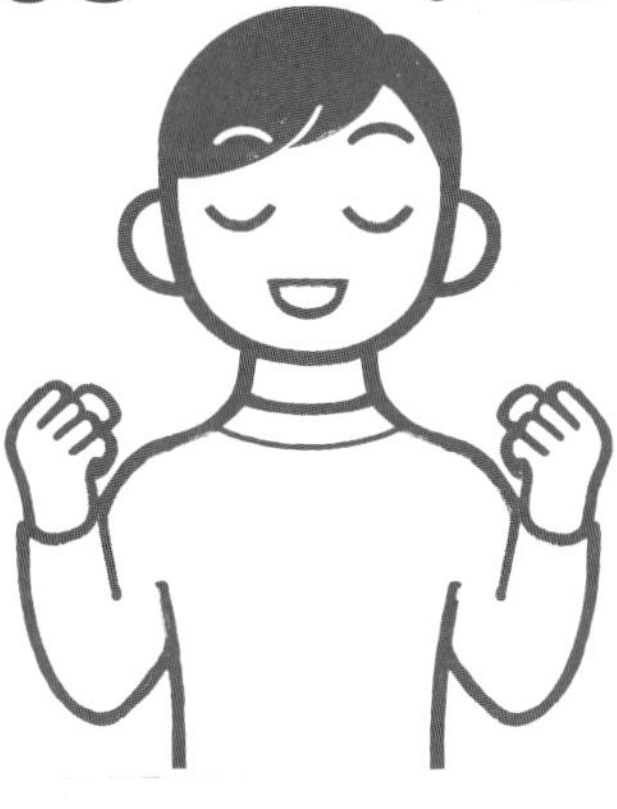

マインドフルネス指導者
森林療法士
枡田 智

かや書房

本書では、左脳右脳についての解説が数多く登場しますが、それらは脳科学者ジル・ボルト・テイラー博士の著書『奇跡の脳』をベースとしています。『奇跡の脳』の内容は、テイラー博士の体験をもとにした独自の仮説であり、必ずしも医学的な正しさが保証されたものではありません。しかし、深い洞察に満ちた有益な内容で、本書ではその仮説を採用し話を進めています。そのため、本書の解説も、医学的な正しさが保証されたものではないことを、あらかじめご了承ください。

はじめに

みなさん、こんにちは！
マインドフルネス指導者、森林療法士の枡田智《ますだあきら》と申します。

不安や憂うつ感で苦しい。イライラしてしまう。いつも焦っている。自分がどうしたいのかわからない。欠乏感がある。とにかく毎日疲れる。

こんなふうに思っている方はいませんか？

現代社会では、多くの方が何かしらの生きづらさを抱えています。科学は進歩し、便利で快適な生活ができるようになっていますが、生きづらさ、苦しさ、欠乏感、といったものを抱えて生きている方はとても多いです。

私も昔はそうでした。だいたい中学生頃から、慢性的な不安と憂うつ感を感じながら過ごしてきました。

何か嫌な出来事があると、それがいつまでも頭から離れず、ずっと引きずっていました。

何か新しくやろうとすると「失敗したらどうしよう」という考えがすぐ頭に浮かび、不安感に押しつぶされていました。

そして、「生きていても楽しくないな」という感覚がいつもありました。10代の頃から20年近く、そんな気持ちで毎日を過ごしていました。

ところが30代半ば頃、あるキッカケからその解消法がひらめきました。それを試したところ、たった3日で生きづらさから脱出することができたのです。長年の不安や憂うつ感が消え、明るく解放感に満ちた日々を送れるようになりました。

いったい何をやったのだと思いますか？

それは、「思考を静め、感覚を活性化させること」でした。

私たち現代人は思考が強く、毎日多くの思考をしています。一方で、感覚は鈍っています。私たちは感覚を抑え込み、無視するクセがあります。現代人の意識は思考に大きく偏《かたよ》り、バランスを崩しているのです。このバランスの崩れた意識が、生きづらさを生み出しています。

私がやったのは、思考に偏った意識を感覚にシフトさせ、意識のバランスを修正することでした。それで生きづらさから脱出することができたのです。

その後私は、同じような状況の人たちも生きづらさから脱出してほしいと考え、自分の脱出体験を整理して、わかりやすく伝えられるようになろうと考えました。

その方法を模索していく中で、マインドフルネスや森林療法に出合い、それらを本格的に学ぶようになりました。そして、それらメソッドをベースに、自分の体験も交えて、やり方を教える講座を開催するようになりました。

今では、とてもありがたいことに、募集すると毎回すぐ満席になってしまうほどの、人気講座になっています。

少し受講者様の感想を紹介しますと、

▼講座受講後、考え事が激減し、頭がすっきりしています。朝起きると、わけもなく毎日ご機嫌な気分です。考え事が減ったおかげで、かえって物事の段取りがよくなり、物事がスムーズに進むようになりました（60代／女性）

▼普段の生活での思考、感覚が激変し、穏やかな気持ちでいられることが増えてきました。短期間で変化が起きて驚いています（40代／女性）

▼自分でも気づかなかった根本的な部分に手を入れた感じがしています。知らないうちに抱えていた重石が外れるのを感じ、「これが本当の自分かも」と思えるようになりました（40代／女性）

このような声を、紹介しきれないほどたくさんいただいています。

みなさんも同じように効果を得られるように、この本でしっかりとやり方をお伝えしていきます。専門用語はなるべく使わず、誰にでもわかるように解説していきますので、すんなり理解できると思います。

それでは、一緒に思考を静め、意識のバランスを整える方法を学んでいきましょう！

じぶんでできる左脳過剰の静め方　目次

第2章　思考からの解放——マインドフルネス

マインドフルネスの様々な瞑想法

第3章

右脳優位な意識に変わる――森林療法

森林療法

- 森に行くと右脳優位になれる
- 森林療法にはどんな森がいいのか
- 内側と外側の連動とは
- 感覚を受け取る
- 背中から見る
- 森の自然を感じる実践ポイント
- 森と人類の長いつき合い
- マインドフルネスと森林療法の組み合わせ

装丁　柿木貴光
カバー・本文イラスト　中村礼大

第1章

左脳過剰な
現代人は生きづらい

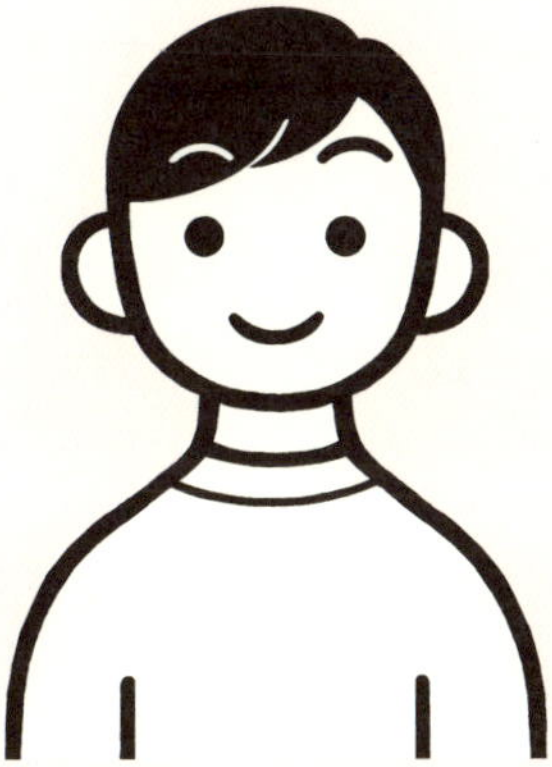

思考（左脳）過剰な私たち

私たち現代人は、とても思考が強いです。

私たちは子供の頃から、さまざまな場面で「よく考えなさい」と繰り返し言われます。学校でも職場でも「よく考えて」「頭を使って」といつも言われます。一方で、「よく感じましょう」と言われることはまずありません。

「あなたが今どう感じているのか、どんな気持ちなのか、それをよく感じて大切にしましょう」

なんて言われることは、ほとんどないでしょう。

むしろ、「あなたの感じたことなどどうでもいい」「感覚に惑わされてはいけない」「感じたことよりも考えたことを優先しなさい」と言われてきたことでしょう。みなさんは今まで、両親や学校の先生、会社の上司や同僚など、多くの人たちにそう指導されてきたのではないでしょうか。

このような環境で育てば、誰でも当たり前に思考（左脳）過剰になります。そして、感覚を無視するようになります。

思考というものは、過去の失敗を振り返り、未来の危険を予測して、自分の身を守ろうとする性質があります。そのため、思考はどうしても失敗や危険といったネガティブな内容に偏りやすいです。

現代人の生きづらさの原因

少し振り返ってみてください。みなさんの思考は、ネガティブ思考とポジティブ思考のどちらが多いでしょうか？

おそらく、ほとんどの人はネガティブ思考のほうが多いでしょう。

テレビやネットのニュースなどを見てもわかりますが、ほとんどがネガティブな内容ですよね。それは、人の思考がネガティブな内容に惹《ひ》きつけられやすいからです。人の思考はネガティブなことを目ざとく見つけ、それについてさらに考え、膨らませていく性質があるのです。

思考の持つこの性質は、思考の量が多くても少なくても変わりません。そのため、思考の量が多ければ多いほど、必然的にネガティブ思考の量も多くなります。

思考過剰な意識は、過剰なネガティブ思考を生み出し、それが過剰な不安や後悔、怒り、憂うつ感などを生み出します。

これが、私たち現代人の生きづらさの原因となっているのです。

生きづらさから3日で脱出

私も多くの人たちと同じように、思考過剰で生きてきました。とにかく頭で考えてばかりで、感覚なんてまったく無視でした。

私の両親は思考の強いタイプで、友人も思考の強いタイプが多く、私は思考タイプの人たちに囲まれて育ってきました。そのため、自分自身も思考過剰になっていきました。

そして、中学生の頃から慢性的な不安や憂うつ感に苦しむようになりました。

「あれは失敗だった。どうすべきだったのだろうか？」

「もし、ああなったらマズいのではないか？」

と、いつも過去を思い出し後悔し、未来を予想し不安になっていました。まるで不安と後悔の海でおぼれているかのようでした。

しかし、その苦しさの原因がまったくわかりませんでした。そして、そこから抜け出す方法もまったくわかりませんでした。10代の頃から30代半ばまで、そんな状態が続きました。

「もうここから抜け出すことは無理なんじゃないか」と思っていました。

ところが、30代半ば頃、ある一冊の本を読んだことがキッカケで、その苦しみから抜け出すことができたのです。その本は、アメリカでベストセラーになった、脳科学者ジル・ボルト・テイラー博士の著書『奇跡の脳』(新潮文庫)でした。

奇跡の脳

著者のテイラー博士は、ハーバード大学で脳科学の研究をする科学者でした。ところがある日の朝、突然脳卒中に襲われます。自宅で一人で倒れたため、助けを呼ぶこともできず、死の危険に直面します。

しかし、その時博士は、それまでの人生で感じたことのないような、深い安らぎと幸福感に満たされていたそうなのです。

博士の頭の中から、思考がすべて消えていました。意識はあるけど、言葉を使った思考がまったく出てこないのです。頭の中は静寂に満ちていました。

そして、時間の流れが頭の中から消えていました。意識はあるけど時間がまったく存在しない。過去も未来もなく今この瞬間だけがある。過去がないので過去の後悔もなく、未来がないので未来の心配もない。ただ今ココだけ。

さらに、「自分と世界は一つである」と感じていました。自分と世界との境界が消え、自分が流体のようになり、世界と完全に混ざり合っていました。それは究極の安らぎ、究極の解放、究極の幸せの境地だったそうです。

テイラー博士は、脳卒中で倒れた日だけでなく、その後回復するまでしばらくの間、そのような意識状態で過ごしていたそうです。

一見、非現実的な神秘体験のように聞こえます。しかしテイラー博士は、その体験を脳科学の視点から分析し、詳しく解説してくれています。

◇左脳の働きが止まった

テイラー博士が倒れた時、左脳で出血が起きていて、左脳の働きが停止していました。一方で右脳は完全に無傷でした。その脳の状況が、テイラー博士の体験を生み出したというのです。

博士によると、左脳は論理的な思考を担当する脳だそうです。物事を論理的に考え、整理し分析する。物事を言語化し、理解し説明する。そういった働きをしているそうです。

一方、右脳は感覚的な処理を担当しています。言葉では表現できない感覚的なこと、例えば、景色を眺めて美しさを感じる、音楽を聴いてメロディを感じる、相手の表情から感情を読み取る、直感的に物事を理解する、といった処理を行っているそうです。

脳卒中によって博士の左脳は止まっていました。つまり、論理的な思考が停止してしまったのです。一方で、博士の意識はすべて右脳に集中し、右脳の感覚的な能力が目覚めていました。すると、言葉が消え、時間が消え、世界と一つになった究極の安らぎの境地が現れたのです。

◇苦しみの正体

この話を読んだ時、私は自分の苦しみの正体がようやくわかった気がしました。

先述の通り、私は昔からとても思考が強く、理屈っぽい性格でした。つまり、左脳の論理的思考が過剰に働いていたのです。

この過剰な論理的思考が、苦しみの原因ではないだろうか？

苦しみから抜け出すには、左脳を静め、右脳を活性化させればよいのではないだろうか？

きっとそうに違いない！

しかし、どうすればそれができるのだろう。自分から脳卒中になるわけにもいかないし……。脳卒中にならずに、どうすればテイラー博士の境地を再現できるのだろうか？

その方法を考えているうちに、20年ほど前のある記憶がよみがえってきました。

やり方がわかった⁉

それは、高校時代に群馬県を旅行した時の記憶でした。

泊まった旅館のすぐそばに、散歩がてら登れる山があり、一人で登っていました。そこは深い森になっていて、周りに人はおらず、霧が出ていて、神秘的な空気が漂っていました。

山道を進んでいると、ある時、不思議な感覚を感じました。それは、自分が森に優しく包まれ、森に溶け込んでいくような感覚でした。

その体験は長い間忘れていましたが、20年ぶりに、それを思い出したのです。

あの「森に溶け込むような感覚」は、テイラー博士の「世界と一つになった体験」と、よく似ているのではないか？

直感的にそう感じました。

するともう一つ、別の記憶がよみがえりました。美術館に『サルバドール・ダリ展』を見に行った時の記憶です。

ダリはスペイン出身の画家で、不思議な絵を描《か》くことで有名です。２０２４年に生誕１２０年を迎え、シュルレアリスムの巨匠といわれています。

静まり返った美術館で、不思議なダリの絵を眺めていると、時間の流れが普段と違っているような気がしました。普段と比べて、時間がとてもゆっくり流れているように感じたのです。２時間ほど美術館にいたのですが、それがとてつもなく長い時間に感じられました。

この「時間がゆっくり流れる感覚」は、テイラー博士の「時間の流れが消えた体験」にとても近いのではないか？

そう感じました。

感覚の先にあったものとは

その二つの記憶から、私はある仮説を立てました。

テイラー博士の体験した究極の安らぎの境地は、深い森の中で心地よさを感じたり、美術館で時間がゆっくり流れるように感じる体験と、同じ種類のものなのではないか。体験の強度や深さに差はあるが、種類としては同じものではないか。自分が森や美術館で体験した感覚の延長線上に、テイラー博士の境地があるのではないか——。

おそらく、自然に触れて心地よさを感じたり、芸術を眺めて美しさや不思議さを感じている時、左脳の働きが弱まり、右脳の働きが活性化しているのでしょう。自然の美しさに感動している時、頭の中で論理的思考がフル回転している、なんて人は、まずいないでしょう。そして、自然を深く感じているなら、右脳が活性化しているはずです。それは、左脳（思考）が静まり右脳（感覚）が活性化した状態です。

ならば、その状態を極限まで深めていけばいいはずだ。その先に、テイラー博士の境地があるのだ！

私はそう確信しました。その仮説を確かめるために、近所の美術館に出かけていきました。そして、なるべく思考を使わず、感覚で絵を眺めました。作品の解説文は読まずに、まるで景色を眺めるように、ただひたすら感覚で絵を眺めました。

次に、近所の公園にある森に出かけていきました。そして、森をひたすら感覚で感じました。植物を眺め、空を眺め、鳥の声を聞き、川の流れを感じ、森の空気を全身で感じました。なるべく考え事はせず、とにかく感覚で自然を感じたのです。

スマホも見ず、人と会話もせずに、何時間もそれを続けました。

◇不安や憂うつ感が消えた

それを3日ほど続けたところ、私の意識に変化が起こりました。わかりやすいのが、見え方の変化です。目に映る景色がやけに細かく鮮明に見えるのです。植物の質感や色の鮮やかさ、太陽の光が森を照らしている様子などが、とてもハッキリと見えます。見え方以外にも、音の聞こえ方や匂いの感じ方も変わりました。五感がとても鮮明なのです。

自然がとても深く感じられていました。世界がとてもリアルなのです。まるで白黒のモノクロテレビが、4Kのカラーテレビに変わったかのようでした。

頭の中でいつもグルグルと回っていた思考は、静まっていました。そして、「私と世界はつながっている」「私と世界は一つである」という感覚に満たされていました。

植物を見ると、それが体の外側ではなく、内側にあるように感じられました。風が吹くと、風が体の中を通り抜けていくようでした。川を見ると、川が体の中を流れているようでした。

いつも私を悩ませていた不安や憂うつ感は、すっかり収まっていました。ただ森を感じているだけで、すべてが満たされていました。

その日以来、私の人生はすっかり変わりました。長年私を苦しめてきた生きづらさは、どこかにいってしまいました。生きることは、楽しく豊かなものになったのです。

思考過剰が生きづらさを生み出すわけ

ここまで、私の生きづらさ脱出体験をお話ししてきましたが、ここからは、皆さんも同じことができるように、具体的なやり方の話に入っていきます。

しかしその前に、なぜ思考過剰が生きづらさを生むのかを、しっかりと理解しておく必要があります。そこが理解できないと、なかなか前に進むことができません。まずはそこからです。

「思考が生きづらさを生む」なんて聞くと最初はびっくりすると思います。私も最初はそうでした。何しろ、「思考するのはいいことだ」「思考力が高い人ほど成功する」「もっと思考すべき」といったメッセージが、世の中には溢れ返っていますから。

「たくさん思考することが成功や幸せにつながる」と私たちは信じ込んでいます。だから、「思考が生きづらさを生む」なんて言われると、「そんなバカな!?」と思ってしまうのです。

では、なぜ思考が生きづらさを生むのか、ここから解説していきます。

思考は悩みを生み出す

生きづらい時、人はたいてい何かに悩んでいます。人間関係の悩み、仕事の悩み、将来の悩み、家族の悩み、お金の悩み……。悩みがある時、人は生きづらさを感じます。

では、「悩む」とはなんでしょうか？　それは「考え続ける」ということです。

例えば、人間関係で悩んでいる人は、人間関係について考え続けています。

「Aさんはいつも嫌味を言ってくる。なんであんなことを言ってくるんだろう？　きっと私のことが嫌いなんだ。私の何が嫌いなんだろう？　どうすれば嫌われないで済むだろう？」

つまり、Aさんと自分との関係について、頭の中で考え続けているわけです。悩む時は必ず考え続けています。考え続けずに悩むことはできません。

そして、Aさんについて考える時間が長くなれば長くなるほど、悩みは深刻になっていきます。

Aさんについて休みの日も考えてしまう。他のことをやっていても考えてしまう。一日中考えてしまう。

こうなってくると、Aさんとの人間関係で深刻に悩んでいる、ということになります。

ところが、もしAさんについて考えるのをやめることができたら、どうでしょうか？

この悩みはなくなってしまうはずです。考えていないのに、悩むことはできないからです。

Aさんについてずっと考えていたけれど、だんだん考える時間が減っていき、たまに考えるくらいになる。すると、いつの間にか悩みは解消している。

Aさんとの間に、何かハッキリとした解決が起こらなくても、Aさんについて考える時間が減っていけば、悩みはだんだんと小さくなっていくのです。

すべての悩みがそうだとは限りませんが、このようなケースは多いです。考える時間が多ければ多いほど悩みは大きく、考える時間が少なければ少ないほど悩みは小さくなるのです。

◇問題解決と悩みの解消は別

「考えなくなるだけでは問題解決にならない！」と思うかもしれません。確かにそれはそうです。しかし問題解決と悩みの解消は、また別のことなのです。

たくさん問題を抱えていても、ほとんど悩まない人はいます。逆に、たいした問題がなくても、ずっと悩んでいる人もいます。

あまり悩まずに問題を解決する人もいますし、ずっと悩んでいるけど、いつまでも問題を解決できない人もいます。

たくさん考えてたくさん悩めば問題が解決するわけではありません。基本的に悩むことと問題解決は別なのです。

思考は不安や後悔をつくり出す

人が生きづらさを感じている時、未来を不安に思ったり、過去を後悔している場合が多いです。不安や後悔は、生きづらさの大きな原因です。

◇不安

不安というものは、未来に対して起こります。例えば「明日のテストが不安」「来週の会議が不安」「老後が不安」といった具合です。

未来というのは「予測」です。「明日こうなるだろう」「来週こうなるだろう」「老後こうなるだろう」と、頭の中で予測し、それを不安に感じているのです。

そして、予測とは思考です。つまり、未来について思考することが不安を生んでいるのです。極端な話ですが、未来について何も考えなければ、不安は生まれません。

「サザエさん症候群」と呼ばれる現象があります。日曜の夜にサザエさんを見ていると不安になる現象です。日曜の夜なので、月曜からの仕事や学校のことを考えてしまい、不安になるのです。

昔の私は、毎週「サザエさん症候群」になっていました。日曜の夜になると、よせばいいのに月曜のことをつい考えてしまい、強い不安に襲われていました。

未来についてたくさん考えれば考えるほど、不安は強くなります。未来について考えることが減れば減るほど、不安も弱くなります。

◇後悔

後悔とは、過去を思い出し苦しむことです。過去というものは、実際にはもう存在しません。既に過ぎ去ったことです。過去は頭の中に記憶として残っていて、それが思い出されると、後悔が始まります。

「記憶を思い出す」というのは思考の一種です。過去について考えている、ということです。過去について考えれば考えるほど後悔は増えます。過去について考えることが減れば減るほど、後悔も減ります。

つまり、不安も後悔も思考によって生まれるということです。思考が減れば、不安も後悔も減るということです。不安と後悔が減れば、生きづらさは軽くなっていきます。

思考は人を縛りつける

心や体に強く制限がかかっている時、人は苦しさを感じます。「こう振る舞わなければならない」「これを決してやってはいけない」などの制限が強くかかった状況では、人は息苦しさを感じます。

例えば、「自分はもう大人なのだから、弱音《よわね》を吐いてはいけない」という制限が強いと、何があっても弱音を吐かず、ひたすら我慢してしまいます。すると、どんどんストレスがたまり、苦しくなってしまいます。

または、「素早くテキパキと動かなければならない」という制限が強いと、いつも焦り、時間に追われ、落ち着いてのんびりすることができなくなります。

「ここでは大きな声を出してはいけない」「ここでは笑ってはいけない」といった制限のある場所に長時間いると、息苦しくて疲れてしまいます。

このように、人は制限をかけられると苦しくなるのです。そして、このような制限のほとんどは、思考によってつくられています。

◇思考は制限を産む

例えば、「大人は弱音を吐いてはいけない」という制限は思考です。自分がそう考えているということです。その思考が強ければ強いほど、弱音を吐けなくなり、苦しくなります。

「素早くテキパキと動かなければならない」というのも思考です。その思考が強ければ強いほど、自分にプレッシャーをかけ、苦しくなります。

逆に、そういった思考が弱まれば、楽になります。「弱音を吐いてはいけない」という思考が弱まれば、辛い時には弱音を吐いたり、助けを求めたりできます。「テキパキ動かなければならない」という思考が弱まれば、慌てず動けるようになり、ゆっくり休むこともできるようになります。

元々は、周囲の人たちの要求から制限が生まれることが多いでしょう。しかし、その制限を強め、持続させているのは、自分の思考なのです。

思考が強ければ強いほど、制限は強くなります。「これをしてはいけない」「こうすべきだ」といった様々な制限がつくり出され、それにガチガチに縛られ、苦しんでしまいます。思考が弱まればその制限は外れ、楽になっていきます。

思考は感覚を抑え込む

思考が強すぎると感覚を圧迫する

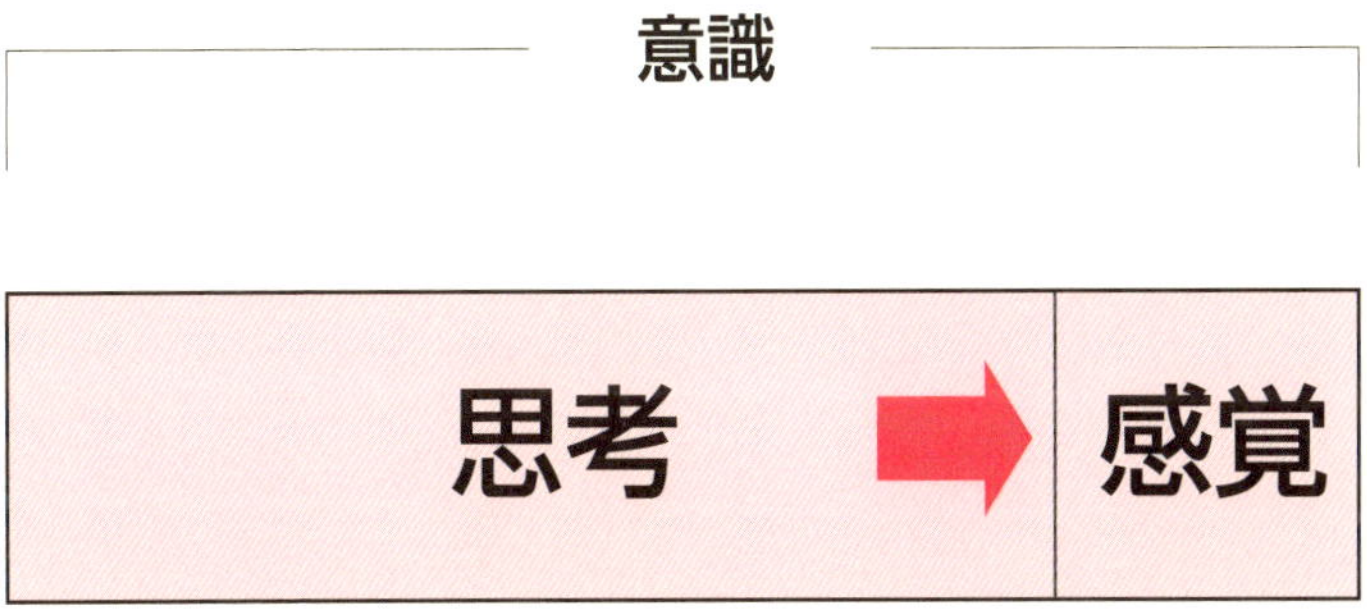

思考が強ければ強いほど、感覚は抑え込まれます。人の意識にはキャパシティ（容量）があるので、思考に意識を使えば使うほど、感覚に意識を使えなくなります。すると、自分の体や心が感じていることがわからなくなってしまうのです。

例えば、服を買いに行ったとしますね。その時、頭で考えて服を選ぶと、値段や年齢や社会的な立場などを考えて、服を選ぶことになります。自分の心から出てくる「好き」「かわいい」「なんか気にいった」などの感覚は無視されます。

また、体が疲れていて休みたいと感じて

いるのに、思考が「休んではいけない」というメッセージを強く発していると、体の疲労感が抑え込まれて自覚できなくなります。すると、休むことができず限界までがんばってしまい、体を壊します。

思考が強いと、心と体が感じている感覚はわかりにくくなります。楽しさや嬉しさ、心地よさ、美しさなどのポジティブな感覚も、疲労感、不快感、緊張感などのネガティブな感覚も、すべてわかりにくくなります。思考が強ければ強いほど感覚は抑え込まれ、無視されます。

すると、人生がどんどん味気なくなっていきます。「なんか面白くない」「生きていてもつまらない」「虚《むな》しい」といった慢性的な生きづらさが現れてきます。

現代社会では、何をするにも思考優先です。ですから、何か大事な決断をする時、「感覚で決めます」なんて言うと、怒られてしまいますよね。

「感覚で決めるなんて、そんないい加減なことではいけない。感覚なんて無視して、よく考えて決めなさい」と言われるでしょう。

私たちはこれまでの人生で、繰り返しそう言われてきたので、感じたことを抑え込み、思考に従うのが当たり前になっています。しかし、それを続けていると、心と体はどんどん活力を失ってしまうのです。

思考過剰から抜け出すために

このように、思考過剰は様々な生きづらさを生み出します。思考は悩みを生み出し、後悔や不安を生み出し、制限を生み出します。思考は自分の感じたことを抑え込みます。

思考過剰から抜け出すことが、生きづらさから抜け出す最大の秘訣なのです。

「思考すべてを減らさなくてもいいのでは？」「ネガティブな思考だけを減らせばいいのでは？」

そう思う方もいるかもしれません。しかし、それは難しいでしょう。どんな思考をするかを自分でコントロールするのは、かなり難しいのです。

例えば、皆さんがネガティブ思考をしている時、自分から進んでしているのでしょうか。そのネガティブ思考の内容を、自分で意図的に決めているのでしょうか。

そんなことはありませんよね。実は、思考の内容を自分で決めることは、ほとんどできません。知らないうちにその内容になってしまっているのです。ポジティブ思考をするのか、ネガティブ思考をするのか、それを自分の意志で選択することは、かなり難しいでしょう。

ポジティブな思考だけを残して、ネガティブな思考は減らす、なんて器用なことは普通できません。ポジティブもネガティブも含めて、思考の量そのものを減らすしかないのです。

◇思考の暴走を止める

別に思考を悪者にしたいわけではありません。思考が役に立つことはもちろんあります。思考をまったくしないで生きることはできません。しかし、思考が役に立つからといって、無制限に暴走させてしまうと危険なのです。

暴走する思考は、ブレーキの壊れた車のようなものです。車が便利だからといって、壊れた車で走り続けていいのでしょうか。まずはブレーキを修理し、制御できるようにすべきではないでしょうか。

「成功するための思考法」「頭がよくなる思考法」といった思考法の話は、世の中にたくさんあります。しかし、思考が暴走したままで、新しい思考法を身につけようとしても、ほとんど上手くいかないでしょう。

それはまるで、壊れた車で運転の練習をしているようなものだからです。まずは思考の暴走を止めるのが先なのです。

左脳と右脳——考える私と感じる私

意識を変化させるといった話は、どうしても抽象的でわかりにくくなりがちです。しかし、脳の仕組みから理解しておくと、見通しがかなりよくなります。ここでは、テイラー博士の『奇跡の脳』の内容をもとに、左脳と右脳の特徴についてお話しします。

左脳の特徴

◇左脳は物事を切り分ける

左脳には、物事を切り分ける働きがあります。区別する働きといってもいいでしょう。どういうことかというと、例えば、目の前にAさんとBさんがいたとします。左脳はAさんとBさんを見ると、「Aさんは背が高くBさんは背が低いです。身長が違います」と二人を区別します。また、「Aさんは日本人でBさんはアメリカ人です。違う国の人です」と二人を区別します。

スーパーにたくさん並んでいる果物を見ると「赤いのはりんごです。黄色いのはバナナです。オレンジ色のはみかんです」というように、それぞれの違いを見つけて区別し、グループに分けして認識します。

このように物事の違いに注目し、区別しグループ分けする働きは、左脳が得意とする処理です。

◇左脳は時間をつくり出す

左脳には時間を処理する働きがあります。例えば、一日を振り返ってみると、朝起きて朝食を食べて、掃除をして、その後買い物をして、昼食を食べて、というように、頭の中で出来事が時系列に並んで思い出されるでしょう。私たちは、この出来事はあの出来事よりも前、この出来事はあの出来事よりも後、というように、出来事の前後関係が当たり前にわかります。

これは、左脳が出来事に時間の情報をくっつけて、時系列に並べてくれているからです。左脳は、過去の記憶と未来の予定を時系列に並べ、過去から未来に向かう時間の流れを頭の中につくり出しています。私たちは常に、この時間の流れを意識しながら生きています。

もし左脳が止まったら、時間の流れは頭の中からすっかり消えてしまいます。過去や未来は頭から消え、現在しかなくなります。それは究極の「今ココ」状態です。

マインドフルネスでは、「過去や未来にとらわれず、今ココに意識を集中させましょう」と言います。今ココに意識を集中させることは、左脳の時間処理の働きを弱めることになります。

時間処理の働きが弱まれば、時間に追われて焦る、時間が気になってしょうがない、ということはなくなり、落ち着きや静けさを感じられます。過去を引きずって後悔することも、未来を心配することもなくなります。

すると、人生で感じるストレスの多くが解消されるでしょう。

◇左脳は言葉をつかさどる

左脳は言葉を処理します。人と話す、言葉を聞いて理解する、頭の中で言葉を使って考える、文字を読んだり書いたりする。これらは左脳の「言語野《げんごや》」という領域が行っています。

私たちは、人と話していなくても、頭の中で言葉を使って考え事をしています。例えば、「あの仕事をやらなきゃ」「あの予定はどうなったんだろう」「昨日聞いた話はこういう意味だったのかな」「あの会議は失敗だったなぁ」といった具合です。いつも言葉を使って頭の中で考えを巡らせているわけです。

もし左脳の働きが止まると、言葉を処理できなくなります。すると、頭の中で言葉を使った考え事ができなくなります。すると、頭の中は静まり返ります。まるでずっと鳴っていたＢＧＭが止まったように、シーンと静まり返った状態になるのです。

右脳の特徴

一方で、右脳は左脳とは違った働きをします。右脳は論理的な思考はほとんどしません。思考を使わず、感覚的に物事をとらえます。

言葉では説明できないなんとなく感じること、例えば、その場の雰囲気や空気感、心地よさ、爽やかさ、美しさ、といったものを感じ取っています。

例えば、部屋をパッと見渡した時、左脳と右脳は異なる処理をしています。左脳は部屋にあるものを細かく区別し、一つ一つに名前をつけて理解していきます。「机がある」「椅子がある」「本棚がある」「パソコンがある」といった具合に、一つ一つを切り分けて分類します。

一方で、右脳は部屋全体をとらえて、その雰囲気や空気感を感じ取ります。例えば、レストランに入った時に、パッと全体を見て「ここは雰囲気がいいな」とか「この店は何か合わないな」などの感覚を、直感的に感じることがあると思います。それは右脳の働きです。右脳は細かく物事を分析するのではなく、全体をとらえます。

また、人と会話している時、左脳は相手の話す言葉の意味を理解します。右脳は、相手の表情や雰囲気、口調など、言葉以外の感覚的なことをとらえています。

右脳は時間を処理しないので、右脳には過去や未来がありません。過去を後悔したり、未来を心配したりはしません。時間の流れも感じません。今ココで見て聞いて感じていることがすべてです。右脳は常に究極の「今ココ」なのです。

左脳に偏る現代人

右脳と左脳の役割

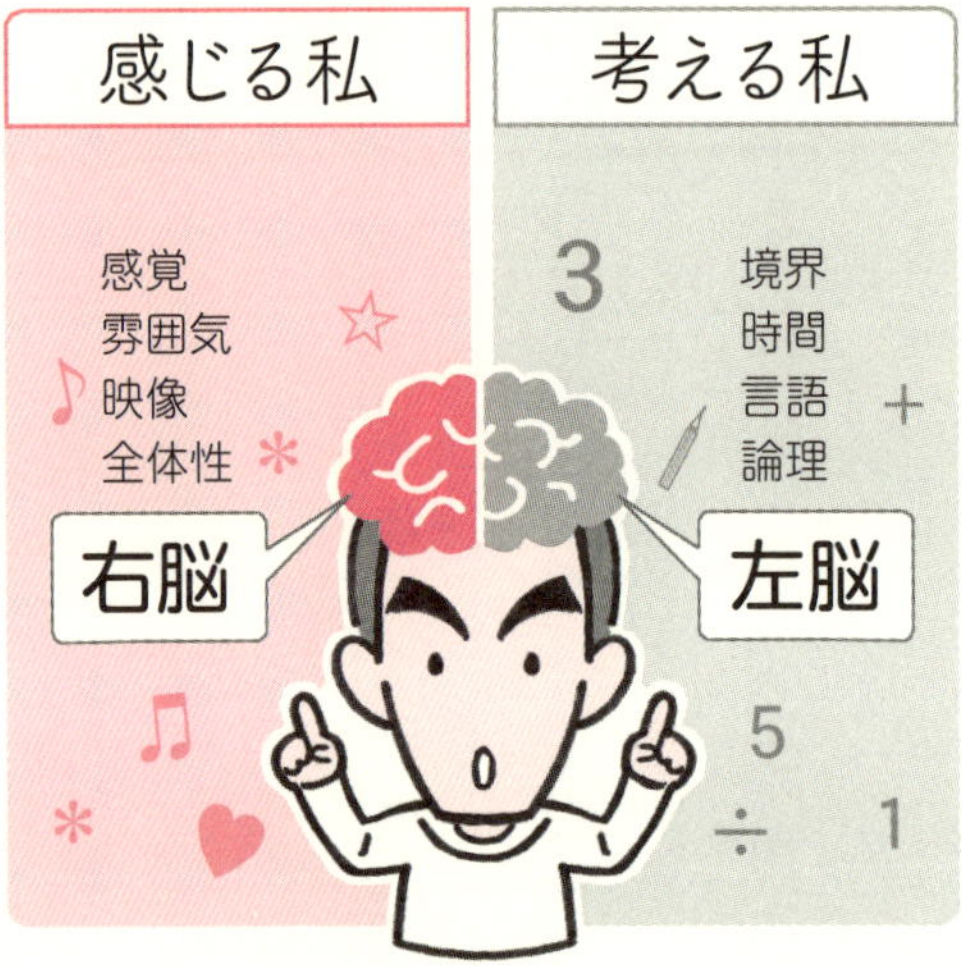

右脳＝感覚

左脳＝思考

まとめると、左脳は論理的に思考する脳、右脳は感覚的に感じる脳、といえます。もちろん、単純に分けられない部分もたくさんあり、厳密にはいえないのですが、大雑把に分けるとそうなります。

私たち現代人は、左脳の働きに意識が集中しています。左脳の「物事を切り分ける働き」「言葉を使う働き」「時間を処理する働き」が過剰に動いています。

すると、「あの人と私は違う」「日本人とアメリカ人は違う」「A社の社員とうちの社員は違う」というように、人々を区別し、分離する傾向が強まります。また、物事を

「成功」「失敗」に分けたり、「勝ち」「負け」に分けたり、「優れている」「劣っている」と分けたりする傾向も強まります。これは左脳の「切り分ける」働きです。

そして、やたらと時間を意識し、時間に追われるようになります。過去と未来を意識し、過去を後悔し、未来を心配するようになります。これは左脳の「時間処理」の働きです。

そして、言葉を使って頭の中で考え事をします。「あの仕事をやらなければならない」「あれは失敗だったのではないか」「あいつはナゼあんな事を言ったのだろう」といった言葉による思考が絶えず頭の中を巡ります。

このような左脳の働きは、生活に役立つものではありますが、過剰になると私たちの意識を縛りつけ、苦しめてしまいます。

◇左脳を静めれば人生は変わる

さらに、左脳の働きが過剰になると、右脳の働きが抑え込まれます。言葉で表現できないけど確かに感じていること、心地よさや美しさ、静けさ、楽しさ、といった感覚や

「考える私」が過剰に働くと「感じる私」が抑えられ苦しくなる

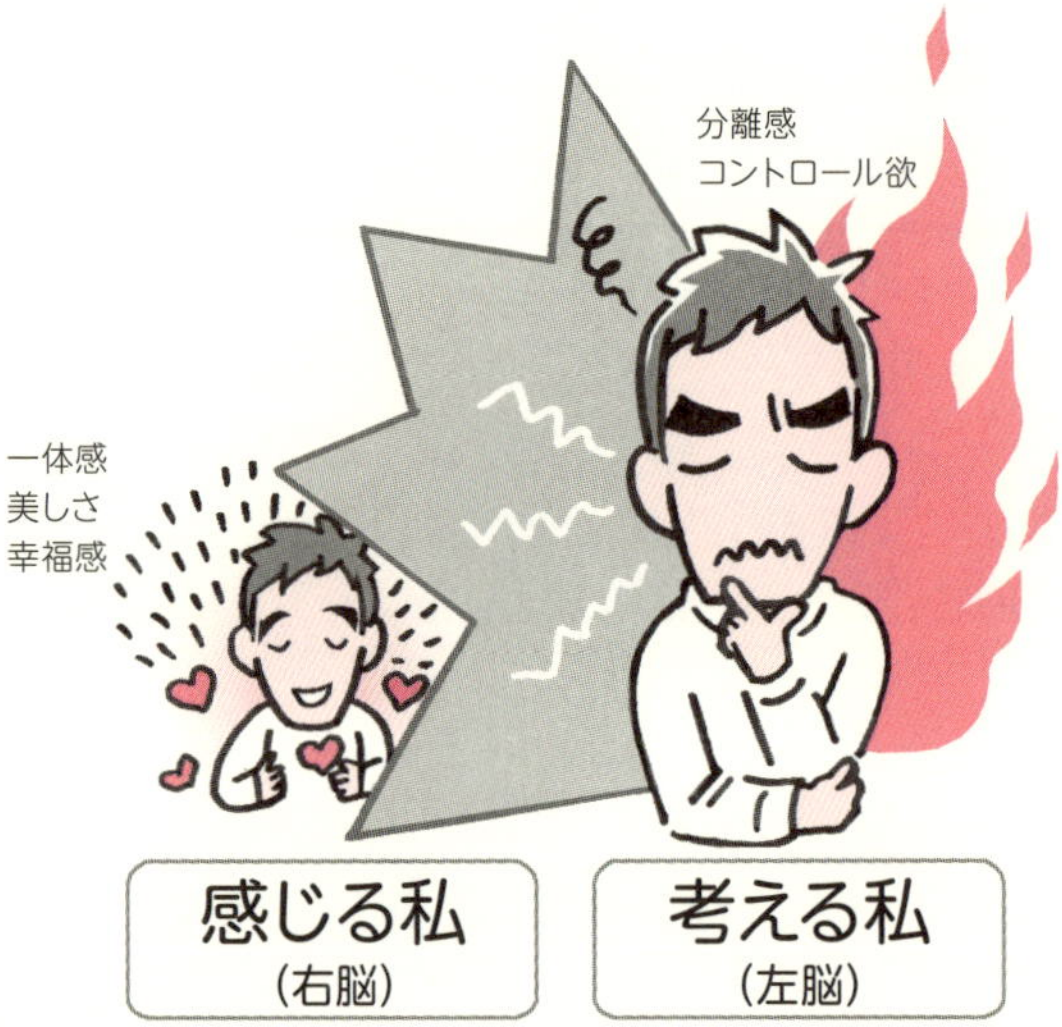

感情を感じられなくなります。

この状態が続くと、人生は息苦しく味気ないものになってしまいます。そうならないためには、過剰な左脳の働きを静める必要があります。

テイラー博士は、脳卒中によって左脳が止まり、右脳が活性化しました。すると、深い安らぎと幸せの境地に至りました。

私たちは、テイラー博士のように脳卒中になるわけにはいきませんので、左脳を止めることはできません。しかし、今よりも左脳を静めることで、生きづらさを解消し、幸せになることはできるのです。

第2章

思考からの解放――マインドフルネス

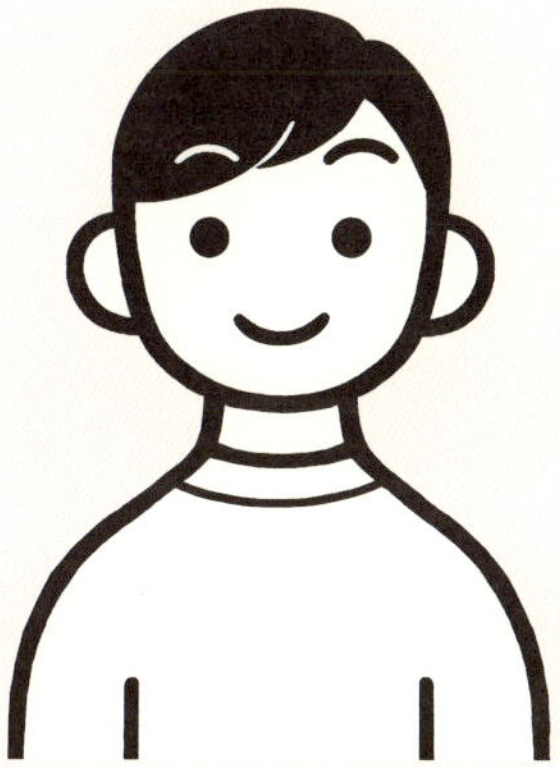

思考過剰を静める実践的メソッド

ここからは、思考（左脳）を静め感覚（右脳）を活性化させる具体的な方法についてお話しします。

『奇跡の脳』の著者テイラー博士は、「脳卒中にならずとも右脳優位な意識になることはできる」と述べています。

その方法として、

・五感や体感覚に意識を向けること
・思考に気づいて手放すこと
・「今ココ」に意識を置くこと

を挙げています。

これらは、テイラー博士独自の方法というわけではありません。世の中には、近いことをやるメソッドはたくさんあります。

私が教えているマインドフルネスと森林療法も、ほぼ同じことをやっています。どちらも「感覚を感じること」「思考を手放すこと」「今ココにいること」を重視しています。

私は長年マインドフルネスと森林療法を実践し、多くの方に教えてきました。その経験から、この二つのメソッドは、右脳優位な意識になるために、とても効果的だと確信しています。

感覚を取り戻す二つの方法

ここでは、この二つのメソッドの概要について説明します。

①マインドフルネス

マインドフルネスは、仏教をベースとした瞑想《めいそう》法です。ここ数十年の間に、主にヨーロッパやアメリカで一般向けに広まりました。仏教徒ではなくても、瞑想をやることで心身によい効果が出ることがわかり、医療や研修などの分野で幅広く使われています。

②森林療法

森林療法は、森を五感で感じ、心身を健康にしていく方法です。森を使った健康法全般を指す言葉としても使われています。

私が『奇跡の脳』を読んで最初にやったのは、森を五感で感じることでした。今思えば「森林療法」をやっていたことになります。

森林療法は、特に正式に定められたやり方があるわけではないので、現在私が教えているやり方は「森を五感で感じる」ことを軸に、独自に工夫を凝らしたものになっています。

マインドフルネスと森林療法は、多くの点で共通しています。この二つのメソッドを実践することで、過剰な思考を静め、感覚を取り戻し、生きづらさから抜け出すことができるでしょう。

右脳優位な意識を安定させる

第１章で、私が生きづらさから脱出した体験についてお話ししましたが、この話をすると多くの方から、
「森から日常生活に戻った時に、意識も元に戻ってしまわなかったのですか？」
というご質問を受けます。

確かに、日常生活で森とまったく同じ意識が持続したわけではありません。日常に戻ると、ある程度は元に戻りました。しかし、完全に戻ってしまったわけではありませんでした。

森の右脳優位な意識と、元の左脳過剰な意識の中間くらいの状態で、日常生活を送っていました。少なくとも、毎日生きづらさに苦しむ状態からは脱出できていました。

その後、森の右脳優位な意識はマインドフルネスの意識と近いのではないか、と思いあたり、マインドフルネスに興味を持つようになりました。

並行して行うと効果的

調べていくと、マインドフルネスにもたくさんの流派があり、流派ごとにやり方が少しずつ違うことがわかりました。いろいろな流派のレッスンを受けていくうちに、私が森でやっていたことに近いやり方をする流派を見つけました。その流派で本格的に瞑想を学び始めました。

日々マインドフルネスに取り組みながら、ときどき森に行き、自然を深く感じることを続けていきました。そのうちに、日常でも森にいるような右脳優位な意識になっていき、それが安定していきました。

マインドフルネスでコツコツと右脳優位な意識を磨《みが》きながら、ときどき森でしっかり

森と瞑想の並行による右脳意識の変化

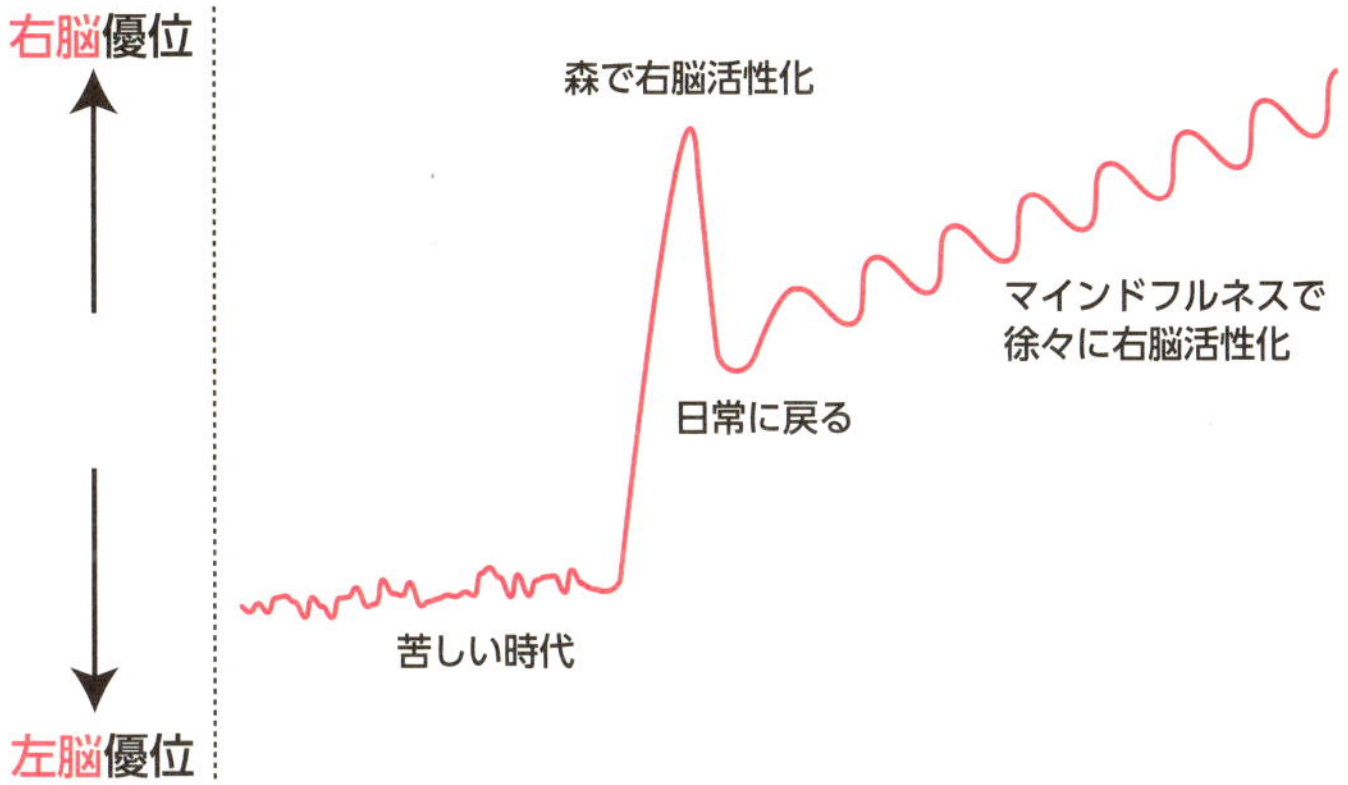

と深める。この二つを並行していったのです。それが効果的でした。

さて、ここからは、マインドフルネスと森林療法、それぞれの具体的なやり方を説明していきます。

取り組む際の注意点として、体調によってはワークをやってかえって調子が悪くなるケースもあります。体調を考慮し、調子が悪くなったら中断して休むなど、無理のない範囲で行ってください。この注意点は、本書でご紹介するワークに限らず、他の瞑想や心理ワーク、セラピーなどでも一般的にいわれることです。

マインドフルネスの基本

マインドフルネスは、仏教をベースとした瞑想法で、60年ほど前からアメリカやヨーロッパで一般向けに広まりました。

現在では、医療や研修、教育現場などでも活用され、世界的に広まっています。マインドフルネスは、左脳（思考）を静め、右脳（感覚）を活性化させるのにとても有効です。

テイラー博士が『奇跡の脳』で述べていた右脳優位な意識になる方法――五感を感じること、思考に気づいて手放すこと、「今ココ」に意識を置くこと――これらはマインドフルネスのやり方と一致しています。

マインドフルネスにはいろいろな流派があり、ベースとなる部分は共通していますが、詳細なやり方は流派や指導者によって差があります。そのため、他のマインドフルネスの本や講座で説明される内容と、本書の内容には違いがあるかもしれませんが、どちらかが正しくて、どちらかが間違っているというわけではありません。ご自身に合うと感じるやり方を採用してみてください。

マインドフルネスの基本「呼吸瞑想」

マインドフルネスには何種類もの瞑想法があります。呼吸を感じる「呼吸瞑想」、体を感じる「ボディスキャン」、歩きながら行う「歩行瞑想」、五感を感じる「五感瞑想」などです。

まずはオーソドックスな呼吸瞑想のやり方からご紹介いたします。やり方を読んで、少しでもいいので試してみてください。一度体験すると、説明がより理解しやすくなると思います。

①リラックスして座る

椅子に座っても、床に足を組んで座ってもかまいません。椅子に座る場合は、座面が平らで硬めの椅子を用意しましょう。リクライニングチェアのような、座面に傾斜があって、柔らかいフカフカな椅子だと、姿勢を保って座りにくいです。ダイニングチェアのような、少し硬めで平らな椅子がおススメです。

足を組んで床に座る場合は、瞑想用のクッションをお尻に敷くといいです。床に直接座ると、体が柔らかい人でないと、姿勢を保つのが難しいと思います。瞑想用クッションは座ってもつぶれにくく、お尻に高さが出せるため、姿勢を保ちやすくなります。瞑想用クッションはネットで簡単に購入できます。

リラックスしながらも、軽く背筋は伸ばしておきます。力を入れてガチガチにならないようにしますが、ダラっともならないようにします。

瞑想中は目を開けておきます。もちろん、瞬《まばた》きはいくらしてもＯＫです。目については、流派によって開けるスタイルと閉じるスタイルがありますが、私が習った流派では、目を開けます。目を開けていたほうが、眠くなったりボンヤリしたりしにくく、クリアな意識を保ちやすいです。

②呼吸に意識を向ける

そっと呼吸に意識を向けます。呼吸が体に入ってきて、出ていく様子を、ただ感じます。なるべく鼻で呼吸ができるといいでしょう。息が鼻や喉を通っていく感覚や、胸やお腹に入って、体が膨らんだり縮んだりする感覚を、ただ感じます。呼吸をコントロールしようとはせず、自然な呼吸に任せます。特定の箇所に絞って感じる必要もありません。呼吸を全体的に感じておきます。

グーっと意識を狭めて呼吸に一点集中する、というよりは、リラックスして優しく呼吸を感じる、くらいの力加減がいいです。呼吸を感じられていれば、同時に体感覚や他の五感が感じられていてもかまいません。

重心が下に降りていて、お腹や座面あたりを感じながら、呼吸が感じられていると、よりよいです。

呼吸が感じられていれば、今ココ、感覚に意識を置くことができています。この状態をなるべく保ちましょう。

③思考に気づく

呼吸を感じていると、そのうち何か考え事が始まります。そして、意識は思考にそれていき、呼吸を感じられなくなります。

そうなると、多くの人が「ダメだ！　瞑想失敗だ！」と思ってしまうのですが、そんなことはありません。思考に意識がそれるのは当たり前です。誰でも必ずそうなります。

大切なのは、それに「気づく」ことです。自分が思考していて、呼吸から意識がそれているという状況を、自覚するのです。自覚したら、慌てずにそっと呼吸に意識を戻します。

思考に気づいたときに、自分を責めたり、思考を攻撃したり、思考を力ずくで抑え込もうとはしないようにしましょう。「あぁ、思考しているんだな」と軽く優しく思考に気づき、慌てずに呼吸に戻りましょう。

そして、呼吸を感じ続けます。するとまた思考が起こり、意識が呼吸から離れます。そうしたら、また思考に気づいて、そっと呼吸に意識を戻します。このプロセスを何度も繰り返します。

おそらく最初は、呼吸を感じていられる時間はそう長くはないでしょう。ほんの数回呼吸を感じたら、すぐに意識が思考にそれてしまいます。しかし、それで問題ありません。そこでめげずに、何度でも思考に気づき、何度でも呼吸に戻りましょう。

この「思考に気づいて呼吸に戻る」というプロセスが、とても大事です。瞑想中はこのプロセスが何度も起きます。このプロセスで、思考の世界から、今ココに意識を切り替える練習をしているのです。

このプロセスができていれば、瞑想の練習になっています。この「思考から今ココに切り替える力」が、マインドフルネスの力です。思考から抜け出し、ありのままの今ココ、感覚の世界、右脳優位な意識に入っていくための力です。

思考以外のものに意識がそれた場合も同じです。例えば何か音が聞こえたり、体にかゆみやムズムズ感が出たり、気になるものが見えたりして、意識が呼吸からそれることがあります。その場合も、呼吸から意識がそれたことに気づいて、自分を責めずに、慌てずに呼吸に意識を戻します。

意識がそれる原因となった音や見えたもの、体感覚などを過剰に嫌がったり、排除しようとしたりはしません。ただ意識がそれたことにシンプルに気づいて、慌てずに呼吸に戻るだけです。

呼吸が感じられていれば、他の五感も一緒に意識にあってかまいません。

この瞑想を数分間続けます。まずは5分ほどでＯＫです。慣れてきたら10分〜20分ほどやってみましょう。タイマーをセットしてやるのがおススメです。

マインドフルネスの本質を理解する

代表的な瞑想である「呼吸瞑想」をご紹介しました。マインドフルネスの瞑想法は、やり方自体はとてもシンプルです。本書でなくとも、本やネットで調べれば、やり方の情報はたくさん出てくるでしょう。

しかし、マインドフルネスで何をやっているのか、その本質的な意味は何なのか、そこが説明されることはあまりありません。マインドフルネスの本質は、言葉で説明するのが難しいからです。

しかし、本書ではそこに挑戦してみようと思います。マインドフルネスで何をやっているのか、その本質は何か、そこをできるだけわかりやすく説明します。本質を理解しておくと、今後、脇道にそれずに、正しく練習に取り組むことができるでしょう。

いくつかの重要なポイントに絞って、説明していきます。どれも瞑想を長く続けていくうちに、体験的にわかってくるような内容です。そのため、一回読んだだけではハッキリと理解できないかもしれませんが、それで大丈夫です。瞑想を実践しながら、徐々に理解を深めていってください。

マインドフルとマインドレス

マインドフルネスでは、二つの意識状態を想定しています。「マインドフル」と「マインドレス」です。

マインドフルとは、今ココに意識がある状態です。五感や体感覚を感じていて、思考にとらわれていない状態です。

呼吸瞑想のプロセスを例にして説明すると、呼吸を感じている状態がマインドフルです。

呼吸を感じているということは、今ココに意識があるということです。なぜなら、呼吸の感覚は、必ず今ココの感覚だからです。

呼吸を感じている時、過去にした呼吸を思い出しているわけではありません。未来の呼吸を予想しているわけでもありません。まさに今ココで、リアルタイムにしている呼吸を感じているはずです。

呼吸を感じましょう、と言われて、
「過去の呼吸ですか？　未来の呼吸ですか？　それとも今ココの呼吸ですか？」
なんて質問をする人はいません。

感じるのは必ず「今ココの呼吸」なのです。「今ココの呼吸」が感じられていれば、当然今ココに意識があります。それがマインドフルな意識です。それが目指すべき状態です。

それほど難しいことではありませんよね。呼吸を感じさえすればいいので、誰にでもできます。

呼吸瞑想では呼吸を感じますが、他の感覚を感じる瞑想もあります。例えば視覚や聴覚、体感覚などです。視覚や聴覚、体感覚を感じていても、マインドフルな意識です。それらも「今ココ」の感覚だからです。

例えば音が聞こえた時、それは必ず「今ココの音」です。昨日鳴った音が聞こえたり、明日鳴る予定の音が聞こえたりすることはありません。音を聞いたなら必ず「今ココ」の音のはずです。そこに意識が向いていれば、今ココ、マインドフルです。

一方、マインドレスな意識とは、今ココに意識がない状態です。過去や未来や想像の世界に意識があります。五感や体感覚は薄く、意識のほとんどが思考に使われています。

思考と感覚はシーソーの関係

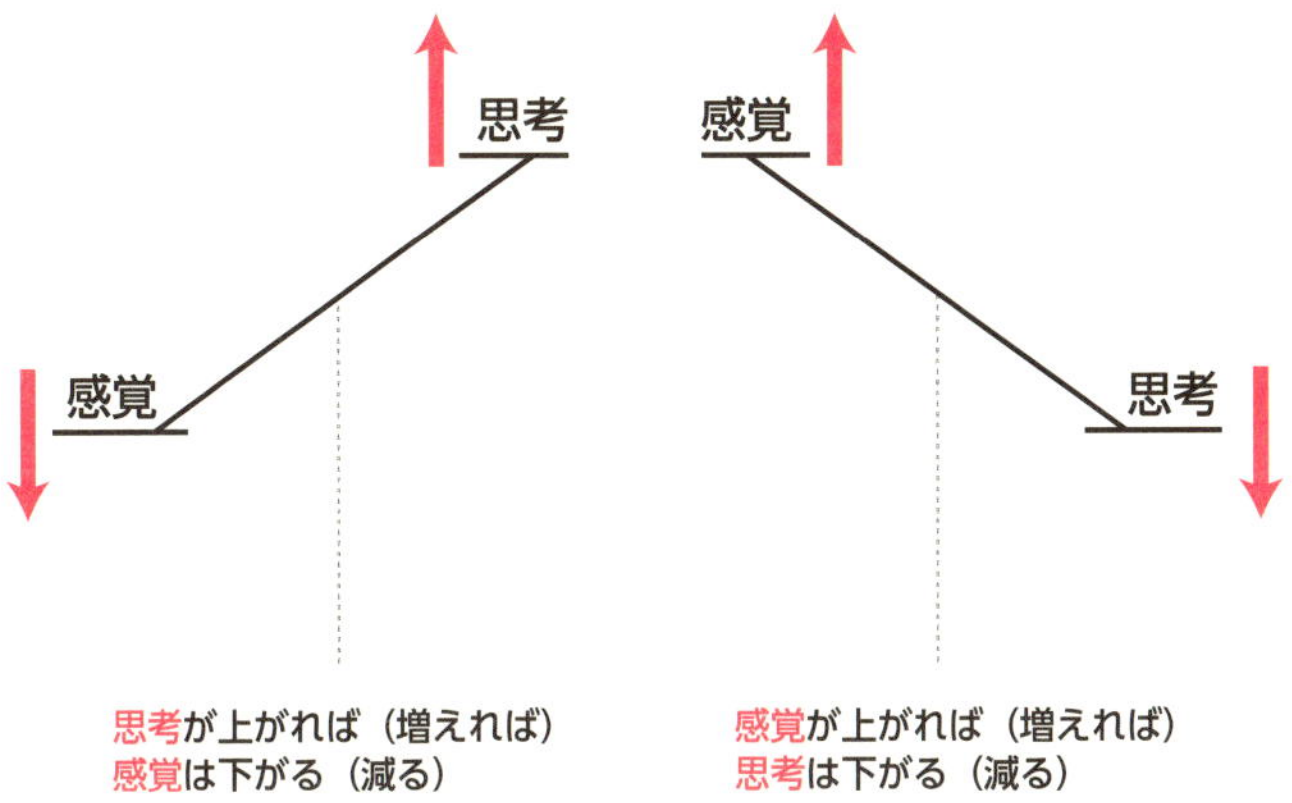
思考
感覚
感覚
思考
思考が上がれば（増えれば）
感覚は下がる（減る）
感覚が上がれば（増えれば）
思考は下がる（減る）

思考と感覚の関係

思考には、とても強く意識を引っぱる力があります。そのため、思考が活発になると、思考に意識のほとんどが占領され、五感や体感覚はあまり意識に入らなくなります。

人の意識にはキャパ（容量）があり、思考に意識を使っていると、感覚に意識を使う余裕がなくなるのです。

逆に、呼吸や五感がしっかりと感じられていれば、思考に意識を使う余裕がなくなり、思考が静まりやすいです。

マインドフルな意識とマインドレスな意識

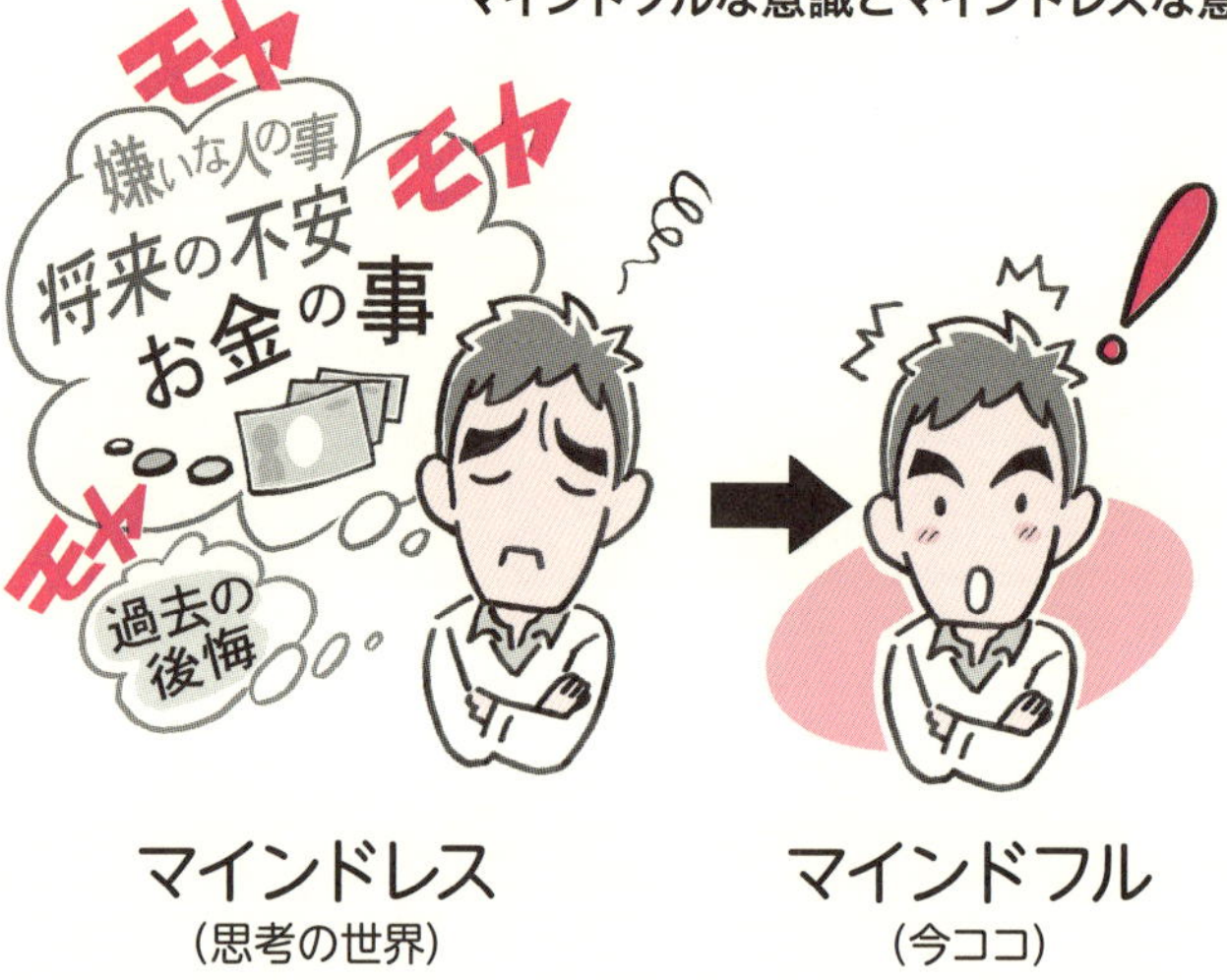

このように、思考と感覚はシーソーのように、一方が上がれば一方は下がる関係にあります。

マインドフルネス瞑想は、思考にとらわれたマインドレスな意識を、今ココで感覚を感じているマインドフルな意識に、切り替える練習なのです。

私たち現代人は、マインドレスな時間が圧倒的に長いです。マインドレスな時間には、思考が様々なストレスを生み出しています。マインドフルになれれば、思考から解放され、ストレスからも解放されていきます。

気づく・手放す・感じる――基本３ステップ

ここでは、思考過剰から抜け出す基本３ステップについてお話しします。それは「気づく・手放す・感じる」です。

思考に巻き込まれていたら、まずその思考に「気づく」、その思考を「手放す」、五感や体感覚を「感じる」。思考過剰から抜け出すには、この三つのステップが基本です。

それぞれ、詳しく説明していきますね。

》気づく

思考過剰から抜けるには、「思考に気づく」ことです。自分が思考しているということを、自覚するのです。

例えば、「あいつ本当に許せないなぁ」と考えていた場合、「〈許せないなぁ〉と考えているな」と自覚します。これが「思考に気づく」ということです。思考の中身を詳しく認識するというよりも、「自分が思考をしている」という事実そのものに気づくのです。

実は私たちは、思考をしているけれども、それを自覚していないことが多いです。「自分で思考しているのに、それを自覚していないことなんてあるの？」と思うかもしれませんが、実は誰でも当たり前にあります。

瞑想をやるとそれがよくわかります。瞑想する時は誰でも、「思考はしないようにしよう」と心掛けて始めると思います。

しかし、そう心掛けても、いつのまにか勝手に思考が始まります。「思考しよう」と意図しなくても、知らないうちに思考が始まってしまいます。その時、私たちはその思考に無自覚です。思考とはそういうものです。

この無自覚な思考を、意志の力で止めることはできません。自分が知らないうちに勝手に起きてしまう事を、自分で止めることなどできないからです。

だってそうですよね？

自分がハッキリと自覚していること、知っていることはコントロールできるかもしれませんが、自分がまったく自覚していないこと、知らないことは、コントロールしようがないのです。

その思考に対処する唯一の方法が、「思考に気づく」ことです。思考が起きたことを自覚するのです。

思考は、スタートした瞬間にはほとんど気づけません。知らないうちに始まり、続いていきます。その間、思考に気づいていないけど思考をしている、という状態になります。

「思考はしないぞ！」

「……」

「……」

「……」

「そういえば昨日、課長に仕事のミスを注意されたなぁ」（思考スタート）

「なんでミスしてしまったんだろう」

「前も同じようなミスをしてしまったんだよなぁ」

「オレに今の仕事は向いてないのかもなぁ」

「あれ？　思考していたぞ！」（思考に気づいた）

といった具合です。この時、最初の思考は「そういえば昨日、課長に仕事のミスを注意されたなぁ」ですが、その時点では思考していることを自覚できていません。

さらに思考がいくつか続いて、「オレに今の仕事は向いてないのかもなぁ」の後に、初めて思考を自覚しています。


思考を自覚すると、思考と少し距離ができます。完全に思考に巻き込まれた状態から、思考を観察している状態になります。すると、その思考から降りることができるようになります。

思考スタートと気づくまで

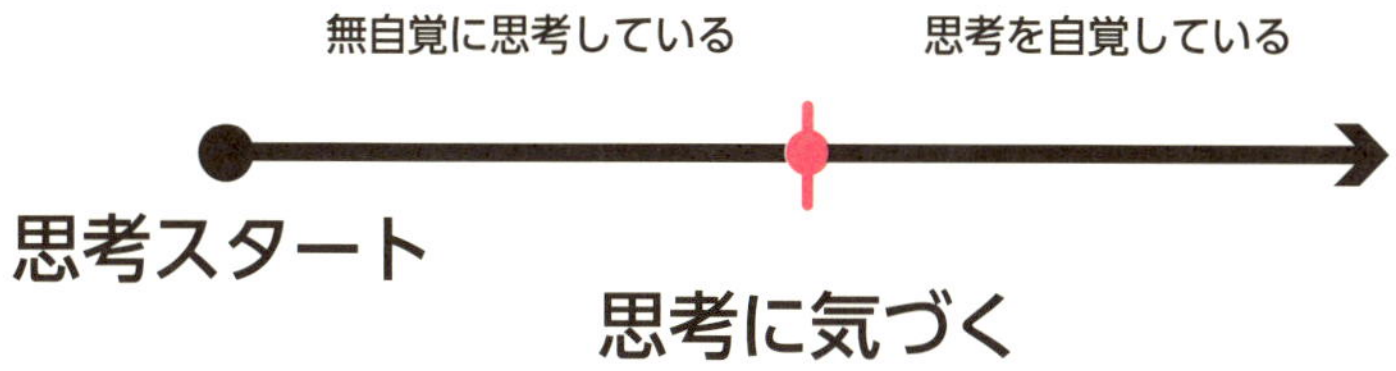

それが、思考に気づくことの最大の利点です。「まったく思考をしない」なんてことは、まず無理です。それを最初から目指してしまうと、やってもやっても全然できず、挫折することになります。まずは思考に気づくことから始めましょう。

瞑想中、思考が自動的にスタートしてから、それに気づくまでにタイムラグがあります。最初は思考に気づくまでに、かなり時間がかかります。思考に気づかずに、思考がどんどん進んでいき、それが10分、20分と続いてしまうこともあります。この状態が、思考にとらわれている状態です。

しかし、瞑想の練習を積んでいくと、思考に気づくまでの時間が短くなっていきます。素早く思考に気づ

思考に“気づく”ことが大切

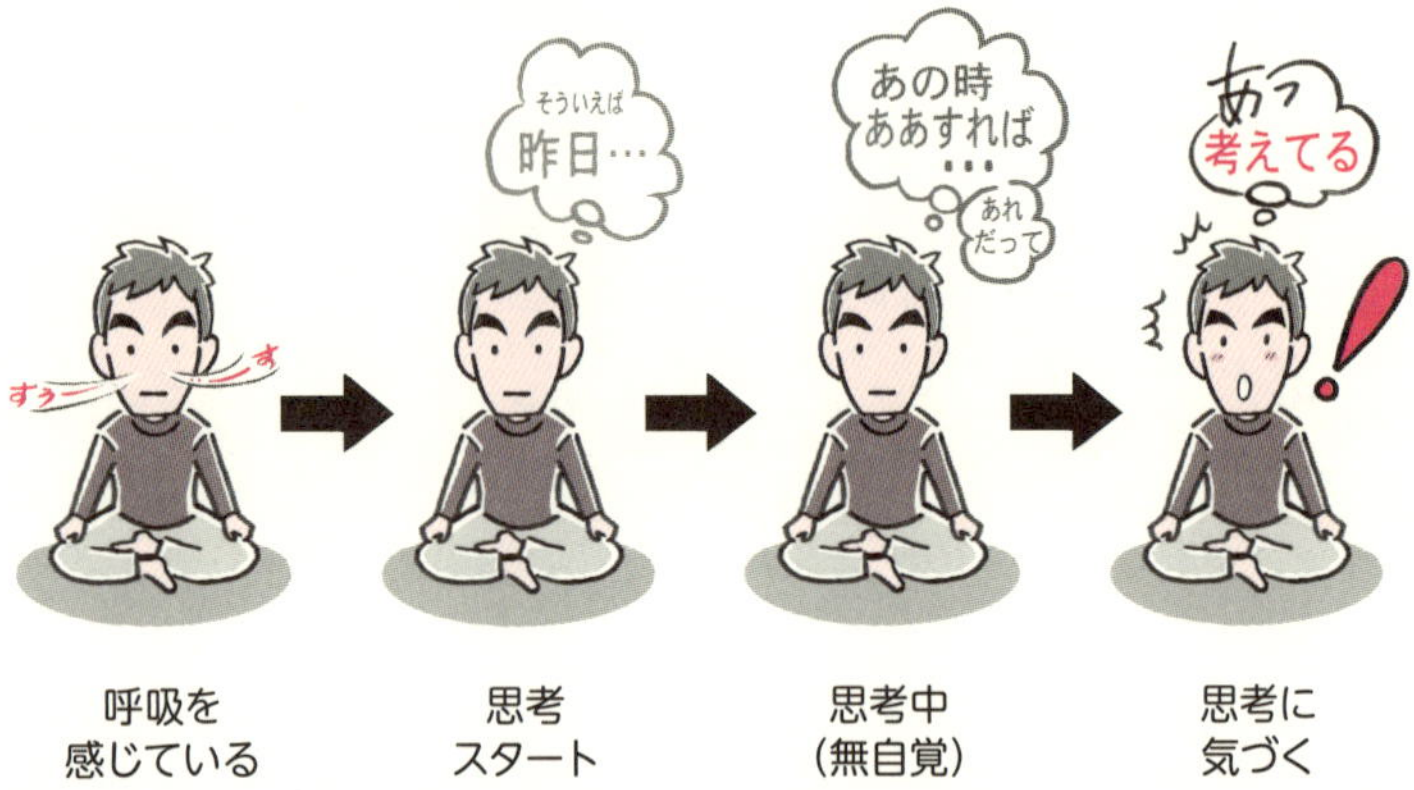
すぅー
すー
そういえば
昨日…
あの時
ああすれば
…
あれ
だって
あっ
考えてる
呼吸を
感じている
思考
スタート
思考中
(無自覚)
思考に
気づく

けるようになっていきます。すると、素早く思考から抜けられるようになります。気づくのが早ければ早いほど、早く抜けられます。思考が起きて10秒で気づけば、10秒で抜けられます。

まずは思考を止めるとか、思考をまったくしないことを目指すよりも、「思考に早めに気づく」ことを目指してみてください。

そして、思考に気づいた時に「思考してしまった！」と自分を責めたり、その思考を攻撃したり、無理やり抑え込もうとはしないようにしましょう。

もしそうすると、思考に気づいた瞬間に、嫌な気持ちになってしまいます。「思考に気づく＝不快なこと」になってしまいます。すると、思考に気づくのが嫌になり、結局思考に気づけなくなります。そうなると、瞑想がますます難しくなります。

瞑想中は思考が何度も何度も出てきます。それに何度も何度も気づきます。一回一回の気づきで「あぁ、また思考してしまった」「自分はダメだなぁ」「なぜこんな思考が出てくるんだ」と怒ったり戦ったりしていると、とても気力が持ちません。

一回一回の気づきは淡々と、軽やかに行うのがコツです。

》手放す

思考に気づいた後、その思考にどう対処すればいいでしょうか。例えば、ネガティブな思考に気づいた場合、それをなんとかしたくなりますよね。

まず思いつくのが「思考を分析し原因をつきとめ、解消する」というやり方です。その思考が出てきた原因をハッキリさせ、その原因を解消するのです。このやり方は、原因がすぐわかり、すぐ解消できるのならいいのですが、なかなかそうはいきません。

思考に巻き込まれていると、なかなか冷静に思考を分析することができません。冷静に分析しているつもりでも、いつのまにかヒートアップして怒りが爆発してしまったり、不安に飲み込まれてしまったりして、まともに分析ができません。

では、「力ずくで思考を抑え込む」のはどうでしょうか。気合で思考を止めるのです。これも難しいでしょう。力づくで抑え込もうとすると、思考との戦いになってしまい、さらに苦しくなることが多いです。

では、どうすればいいのでしょうか。有効なのが「思考を手放す」ことです。「思考を放っておく」とも言えます。

思考を抑え込むとか解決するというのは、思考をコントロールしようとしているわけです。しかし基本的には、思考は自分でコントロールできるものではありません。

だから手放すしかありません。思考が出てこようが、続こうが、それをコントロールしようとがんばるのをあきらめて、ただ手放すのです。

思考に気づきながらも、思考に没頭せず、思考を評価したり嫌悪したりもせず、コントロールしようともせず、ただ手放し、放っておくのです。

イメージ的には、犬が吠えているけれど、黙らせようと叱ったり、小屋に閉じ込めたり、遠くに捨てに行ったりするのではなくて、「あぁ、吠えてるのね。まぁいいか。放っておくよ」というスタンスです。

思考が出てきたら「あぁ、そう考えているのね。まぁいいか。放っておくよ」というスタンスです。

思考に気づきながらも、放っておく。犬が吠えているのを聞きながらも、放っておく。

「見ないようにしよう」「聞かないようにし

思考が出てきたら放っておく

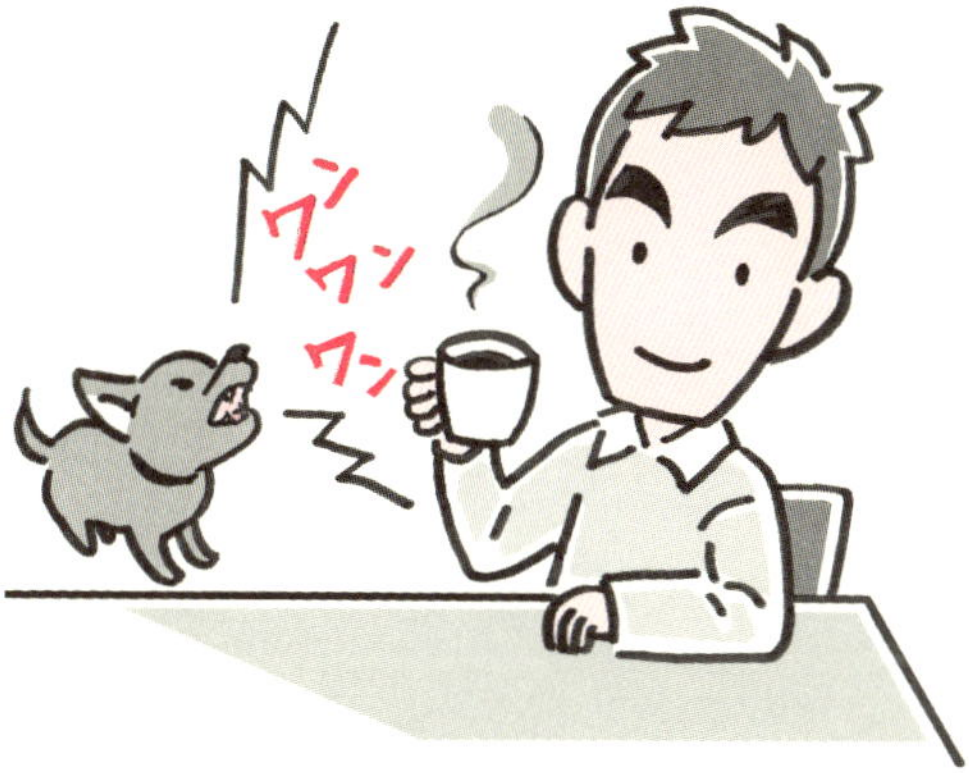

思考が出てきても無理にコントロールしようとせず、放っておきましょう。

よう」「気づかないようにしよう」ではなく、気づいているけれど、あえて放っておくのです。

これはある意味、とても勇気のいることです。

私たちは、見えているものはつい自分でなんとかしたくなってしまいます。解決したくなってしまいます。しかし、そこで未練がましく思考をいじくり回さずに、きっぱりと手放してしまいましょう。

そこで相手（思考）の誘いに乗ってアレコレやってしまうと、泥沼の戦いに引きずり込まれます。そこで誘いに乗らず、勇気を出して放っておきましょう。

感じる

さて、思考に気づいて手放したとしても、また思考は戻ってきます。

「あいつ腹立つなぁ」と考えていることに気づいて、「あぁ、怒っているのね。まぁいいか。

放っておこう」と手放します。しかし、すぐにまた考えが始まります。そんな時、どうすればいいのでしょう？

答えは「五感や体感覚を感じる」です。音を聞いたり、目で見たり、匂いを嗅《か》いだり、味を感じたり、体の感覚を感じたりします。呼吸瞑想なら呼吸の感覚を感じます。

思考から感覚に着地

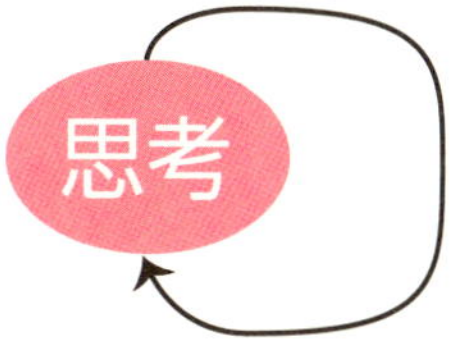

感覚に着地しないと思考に戻ってしまう

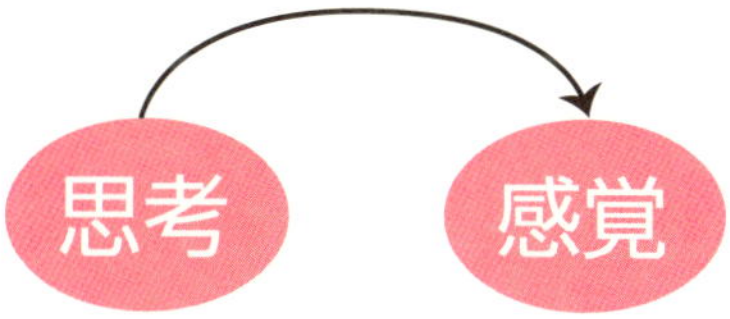

感覚に着地すると思考に戻らない

思考から一旦離れて「感覚に着地する」のです。感覚に着地できると、思考に戻りにくくなります。

もし感覚に着地しないでいると、すぐに思考に戻ってしまいます。感覚を感じ続けていれば、思考に戻りにくく、安定して思考を手放しておくことができます。

思考を手放したければ、感覚を感じ

る力を上げることです。感覚を感じることなしに、思考を手放すのは難しいです。感覚を感じる力を上げていけば、思考を手放す力も同時に上がっていきます。

》気づくと感じるの順序

思考に気づく→感覚を感じる、という順序で説明してきましたが、この順序にならない場合もあります。

例えば、家で考え事をしていたら、突然「ピンポーン！」とチャイムが鳴って、ハッ！となり思考に気づき、思考から抜けた——というケースです。

これは、思考中に音が意識に割り込んできて、音に意識が向き、思考から抜けた、ということです。思考に気づいてから音に意識が向くのではなく、音のほうが先に意識に入ってきたケースです。

このように、思考に気づくよりも感覚が先にくる場合もあります。思考に気づくのと感覚を感じるのが同時にくる場合もあります。

瞑想中は思考に気づくほうが先にくることが多いと思いますが、どちらの順序でなければならない、ということはないので、どちらでも大丈夫です。

二種類の気づき

「気づき」には、大きく分けて「思考への気づき」と「感覚への気づき」があります。呼吸瞑想では呼吸を感じますが、これは「感覚への気づき」です。「呼吸を感じている」ということは「呼吸の感覚に気づいている」ということです。

私たちは、一日中呼吸をしているので、呼吸の感覚は常に生じています。しかし、ずっとそれに気づいているわけではありません。ほとんどの時間は、呼吸に気づいていません。

呼吸瞑想では、普段気づいていない呼吸の感覚に意識を向け、気づくのです。

他の感覚も同じです。例えば、音は常に耳から入ってきています。耳栓でもしない限り、耳を閉じることはできません。しかし、耳から入るすべての音に気づいているわけではありません。耳に入ってはいるけれど、意識に入っていない音はたくさんあります。

例えば、エアコンの音や外を走る車の音、時計の秒針の音などは、耳に入ってはいるけれど、ほとんど聞こえていません。音が耳に入っただけでは、その音に気づいたことにはなりません。その音を意識がとらえたら「その音に気づいた」ことになります。

体感覚や視覚、味覚や嗅覚も同じです。例えば、立っている時、足の裏に体重が乗っている感覚があるはずです。しかし、常にその感覚に気づいているわけではありません。足の裏に意識を向けて初めて、その感覚が意識に上ってきて、気づけるようになります。

視覚も同じです。目には映像が常に入っています。しかし、意識がそのすべてに気づいているわけではありません。そのため、探し物が目の前にあるけど見つからない、知り合いが目の前を通ったのに気づかない、といったことが起こります。

気づきはシンプルなもの

「気づく」という言葉は、一般的には「新しく知る」「理解する」という意味で使われることが多いですが、マインドフルネスでは少し違います。

例えば、「音に気づく」という場合、その音は何の音で、誰が鳴らしているのか、といったことを頭で理解しなくても、音が聞こえたら「気づいた」といえます。何の音かわからなくても、ただ聞こえただけで「気づき」です。

マインドフルネスの「気づき」とは、思考による理解ではありません。意識が感覚的にそれをとらえたら「気づき」です。頭を使って理解しようとする必要はありません。記憶する必要もありません。シンプルに、純粋に意識がそれをとらえただけで十分です。

「思考への気づき」も同じです。自分の思考をただ自覚するだけで「気づき」です。なぜその思考が出てきたのか、その意味は何か、といった分析や深掘りは必要ありません。

ただ思考を自覚できれば、それで「思考に気づいた」ということになります。「気づき」はとてもシンプルです。アレコレ余計なことをせずに、ただシンプルに気づきましょう。

評価判断しない

自分の思考に気づく、感情に気づく、感覚に気づく、といった体験は、瞑想中に何度も起きます。日常生活中でも気づきの体験は起きます。

日常で「あぁ、〇〇と考えているな」と思考に気づいたり、「今、自分は怒っているな」と感情に気づくこともあります。また、「背中がかゆいな」とか「風が涼しいな」というように、感覚に気づくこともあります。

気づきが起きた時、私たちはそれを思考で分析したり評価したりしたくなります。例えば、ネガティブな思考に気づいた時、「なぜ自分はこんなことを考えているのだろう」

「これはよくない考えだ」というように、分析や評価をします。

また、怒りに気づいた時「怒っちゃいけない」「早く静まれ」というように、コントロールしたくなります。

体感覚も同じです。例えば、体に不快な感覚があった場合、「この感覚は嫌だ。早く消えてくれ」というように、評価したりコントロールしたくなります。

しかし、分析や評価、コントロールは「思考」ですので、それをやっていると、結局は思考の世界に入ってしまいます。それはマインドレスな左脳的プロセスです。

本来、純粋な「気づき」は、マインドフルな右脳的プロセスです。しかし、気づいた後に分析や評価、コントロールを加えると、それは左脳的プロセスに変わってしまいます。

そのため、マインドフルネスでは、気づいた対象を思考で分析・評価したり、コントロールをしたりしないようにします。

良し悪しの評価や、「どういう意味があるのだろう」といった分析、「消えてほしい」

とか「もっと強めたい」といったコントロールなどを、なるべくやらないようにします。気づいた対象を、ただそのままにしておくのです。

瞑想するなら、思考や感情、感覚を消して静かにならなければならない、と思うかもしれませんが、それは違います。思考や感情、感覚があっても、気づいていればマインドフルな意識なのです。

無理に排除しない

例えば、瞑想中に家族の話し声が聞こえたとします。その時、「瞑想中なのにうるさいな」「静かにしてくれ」と思うかもしれません。これは評価、コントロールです。声が聞こえても、ただ「声が聞こえたな」とシンプルに気づき、そのままにしておきます。そして、呼吸（感覚）を感じ続けます。

聞こえてきた声を、無理に意識から排除しようとする必要はありません。気づけていればOKです。

また、瞑想中に足がムズムズしてきたとしても「瞑想のジャマだ。消えてほしい」と排除しようとせずに、ただ「ムズムズがあるな」と気づけばＯＫです。

思考が出てきた時も同じです。「なんでこんな思考が出てくるんだ。早く消えてくれ」というように、思考に対してさらに思考で反応したくなりますが、「思考があるな」とシンプルに気づくだけで十分です。

とはいっても、つい出てきたものに反応してしまうと思います。それも当たり前です。反応した場合は、反応したことに気づけばＯＫです。不快な感覚に「消えてくれ！」と反応したら、その反応に気づくのです。その反応に気づければ、反応があってもＯＫです。

１００％の集中でなくてもいい

例えば呼吸瞑想の場合、意識の１００％を呼吸に集中させなければならない、と思うかもしれません。しかし、１００％を目指さなくて大丈夫です。１００％の集中を目指

集中と広く感じるの違い

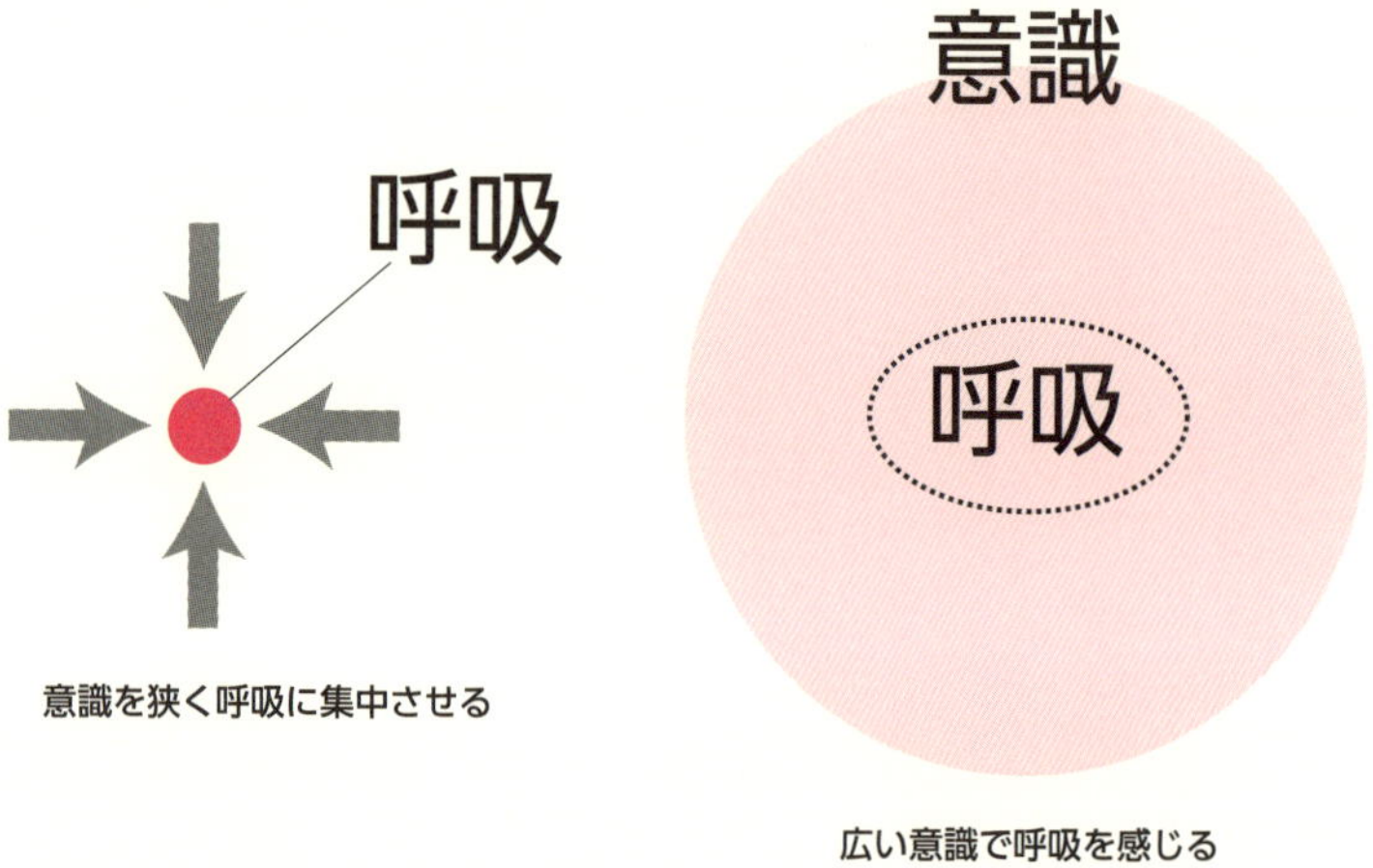

意識を狭く呼吸に集中させる

広い意識で呼吸を感じる

すと、力んでガチガチになりやすいです。

マインドフルな意識とは、広さがあり、余裕のあるリラックスした意識です。100%集中しようとすると、狭く余裕のない意識になってしまいます。

呼吸瞑想中に、呼吸以外の感覚が意識に入ってきてもかまいません。体感覚や目に見える景色、周囲の音などが意識に入ってくるでしょうが、それでOKです。

呼吸が意識の中心にあり、呼吸から意識が離れなければ、他の感覚があってもかまいません。呼吸以外の感覚や思考に意識が完全に奪われ、呼吸から意識が離れてしまったら、離れたことに気づいて、慌てずに呼吸に戻ります。

呼吸を強くつかむ、というよりも、呼吸にそっと触れている、呼吸に寄り添っている、呼吸と共にいる、くらいの力加減がいいでしょう。

また、呼吸を自分から取りにいく、というよりも、待っていると呼吸がやってきて、自然に感じられる、くらいがいいでしょう。

呼吸を強くつかみにいくと、かえって空回りして、呼吸から離れてしまいやすいです。これは、呼吸以外の音や体感覚、視覚を感じる瞑想でも同じです。決して集中が悪いわけではありませんが、１００％の集中を目指すやり方は上級者向けです。まずはリラックスして、優しく感じましょう。

思考と感覚が両方ある場合

ここまでの説明では、「思考している状態」「感覚を感じている状態」というように、

思考と呼吸の両方がある場合

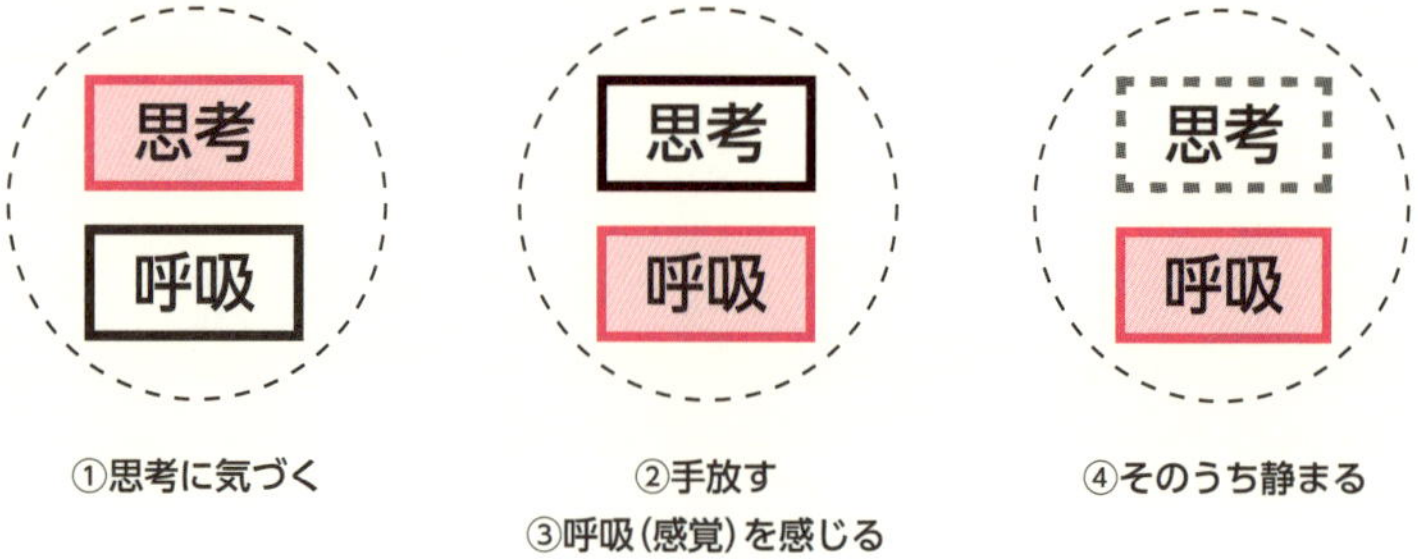
思考
呼吸
①思考に気づく
思考
呼吸
②手放す
③呼吸（感覚）を感じる
思考
呼吸
④そのうち静まる

状態を二つに分けていますが、実際に瞑想をやってみると、両方が混ざっている状態もあると思います。

例えば、思考しながら呼吸を感じている、という状態です。そういう場合は、呼吸をしっかり感じながら、思考があることに気づいておきます。呼吸がしっかり感じられていて、思考に気づけていれば、その状態もマインドフルな意識といえます。

瞑想中、思考に気づいて呼吸に戻っても、思考がすぐに消えるとは限りません。残ることもあります。それはそれで別にいいです。

思考にそれ以上エネルギーを与えずに放っておいて、呼吸を感じ続けます。すると思考はエネルギー切れを起こし、そのうち消えていくでしょう。

今ココの体とつながる

私たちが思考にとらわれている時、意識と体は切り離されています。

例えば、昨日の失敗を思い出して後悔している時、意識は昨日の失敗シーンに飛んでいます。一方で、体は「今ココ」に存在しています。

体は常に「今ココ」にあり、過去や未来や別の場所に飛んでいくことはありません。しかし、意識は過去のことを考えれば過去に飛び、未来のことを考えれば未来に飛びます。会社のことを考えれば会社に飛び、学校のことを考えれば学校に飛びます。

このように、意識が実際に自分のいる場所と違う場所に飛んでいると、意識と体は切り離されます。意識が「今ココ」にない状態です。すると、今ココ、目の前で起きていることが意識に入らなくなります。

例えば、過去を思い出し後悔している時、目の前の景色はあまり見えなくなります。音もあまり聞こえなくなります。体が感じている感覚も感じられなくなります。

今ココは意識と体をつなげる

皆さんもこんな体験はありませんか？
考え事をしていて人に呼ばれても全然気づかなかった、という体験。

この時、意識は思考の世界に飛んでいて、体から切り離されていたのです。だから、今ココで耳から入って来た音が意識に入らなかった、ということです。

食事中に明日の予定を考え始めると、味があまり感じられなくなります。味の豊かさは半減してしまいます。そして、いつの間にか食べ終わり、何を食べたのか、どんな味だったのかよく覚えていない、ということになります。

これは、意識が体から切り離された状態です。いわゆる「心ここにあらず」「上の空」状態です。私たち現代人は、かなりの時間をこの「上の空」状態で過ごしています。

そこから抜け出すには、意識と体をつなげておく必要があります。体が「今ココ」にあるなら、意識も「今ココ」に置いておくのです。

今ココで見たり聞いたり、体で感じたりしていることに、意識を置いておきます。ご飯を食べているなら、食べ物を目で見て、その歯触りや味を感じ、飲み込んだ感触を感じます。

散歩しているなら、目の前の景色を見て、周囲の音を聞きます。空気の暖かさ、寒さを肌で感じ、体全体の感覚を感じ、足の裏の感触を感じます。すると、意識と体がつながっていきます。

呼吸を感じるのもいいでしょう。呼吸は間違いなく今ココです。まさに今ココで、リアルタイムに体に息が入ってきて、出ていく様子を感じます。それができていれば、今ココの体とつながっていることになります。

意識と体がしっかりとつながると、落ち着いた安らかな気持ちになります。体とつながっている実感が出てきます。

意識と体が離れている現代人

逆に、意識と体が離れていると、そわそわと落ち着かず、何かに追われて焦っているような気持ちになります。

現代人は、意識と体が離れているのが当たり前なので、その落ち着きのなさを自覚できていません。しかし、体とつながった状態がわかると、体と離れた状態がいかに落ち着かないかがわかります。体とつながった状態では、ただ「今ココ」に存在しているだけで何も問題がない、と感じられるようになります。

生きづらい時の私たちは「今ココ」にいてはいけない、と思っています。

例えば、意識が未来に飛んでいる時は、早く未来にいってやるべきことをやらなけれ

意識と体の一致と不一致

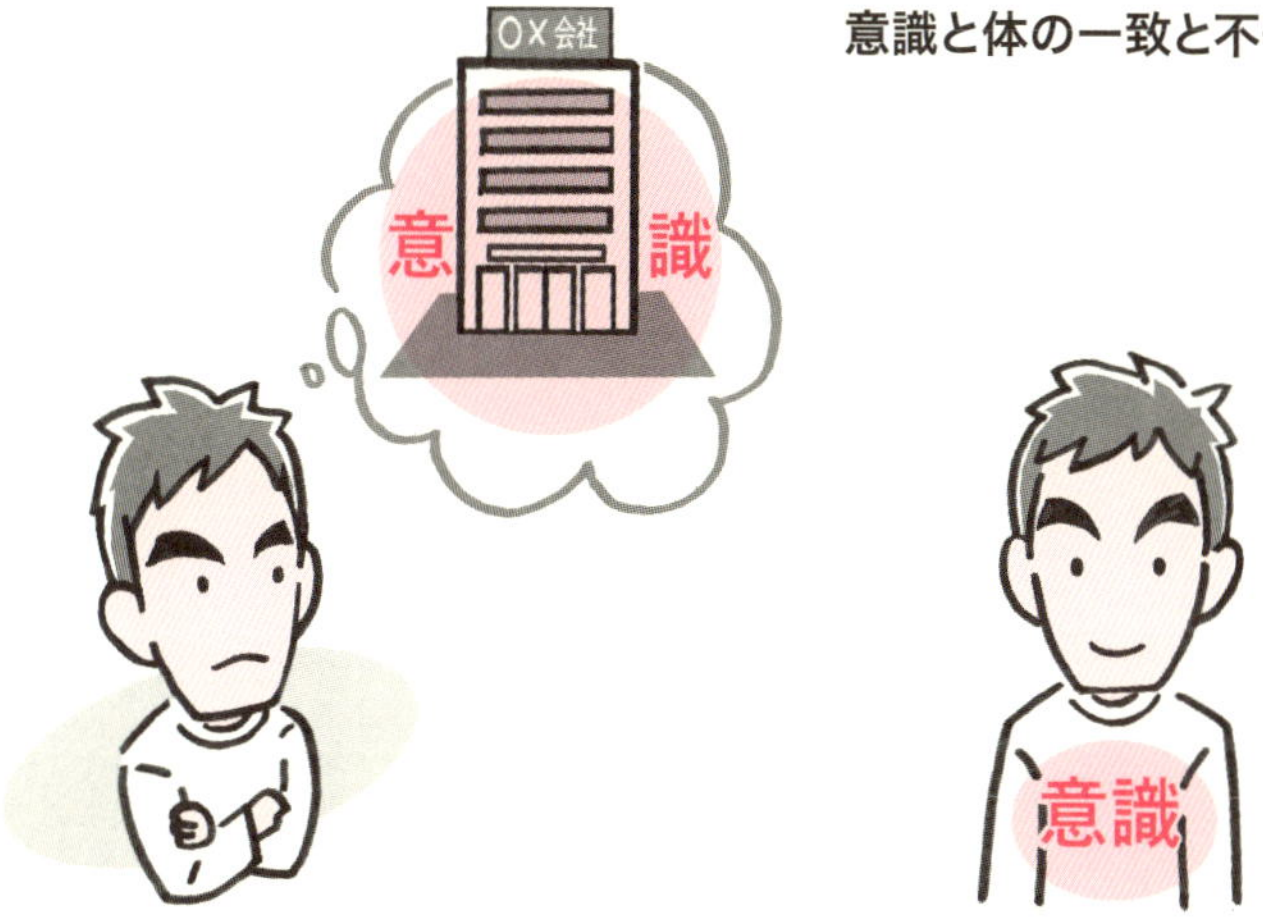

意識と体が離れている

意識と体が一致している

ばならない、と焦っています。例えば、明日の仕事について考えている時、早くその仕事をやらなければ、と意識は焦っています。しかし、体は明日にいけないので、明日の仕事をやることはできません。ますます焦ってしまいます。

家にいながら会社のことを考えている時、体は家にいるのに、意識は会社にいこうとしています。だから、家で落ち着くことができません。

自分は「今ココ」にいてはいけない。別の場所、別の時間にいって、早く何かをしなければならない。そう焦っています。しかし、それはできないのです。

意識と体が一致していれば、体は「今ココ」にあり、意識も「今ココ」にあります。
それで何の問題もありません。どこか別の場所にいく必要もありません。
この状態が馴染んでくると、生きづらさは解消されていくでしょう。

意識にスペースを与える

私たちの意識には、狭い状態と広い状態があります。思考にとらわれている時は、狭い状態です。固く閉じられ、制限されています。まるで狭い部屋に意識が閉じ込められたような状態です。意識にスペースがありません。

一方、意識が広い状態とは、思考にとらわれていない解放された状態です。まるで、広い原っぱで自由に過ごしているような状態です。意識にスペースが与えられています。

意識が狭い場合、何かネガティブな思考があると、それをガッチリとつかんでしまい、

広い意識と狭い意識

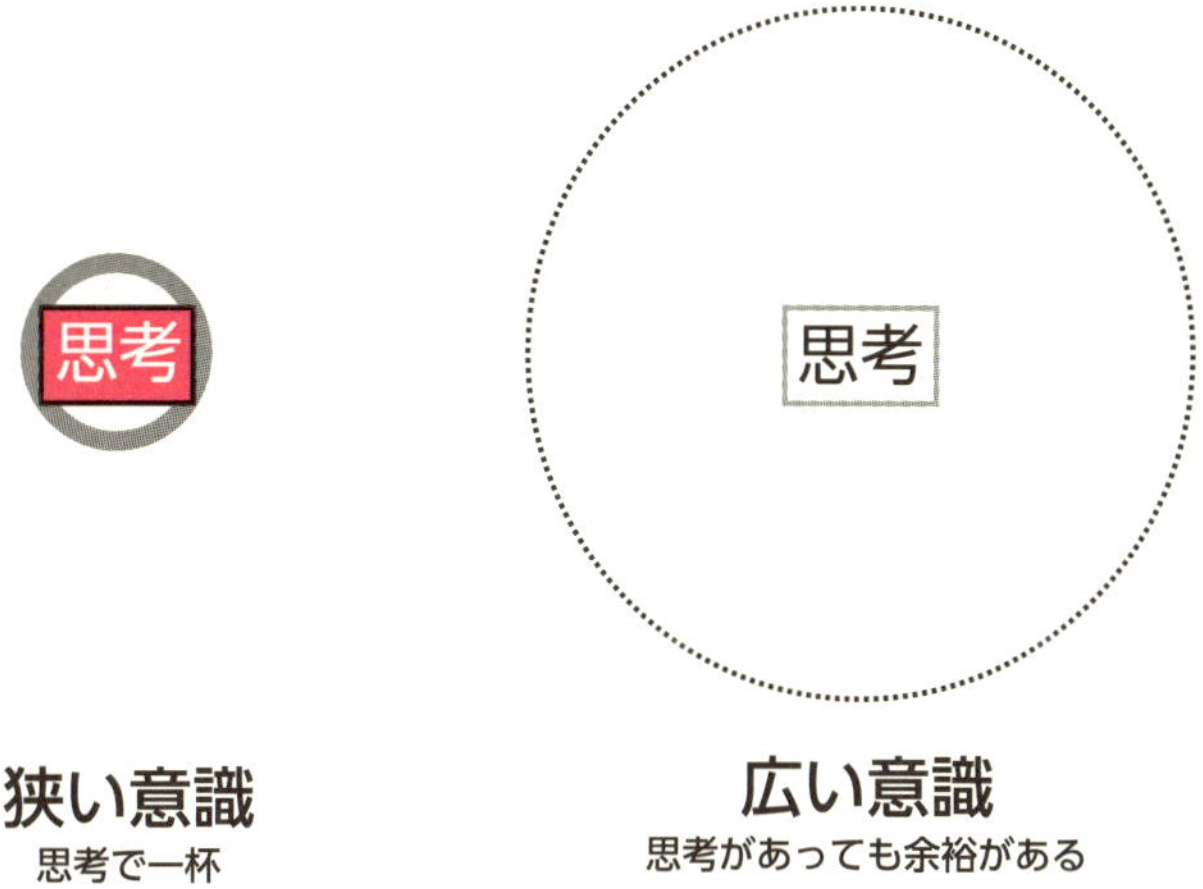

ネガティブ思考で意識がいっぱいになってしまいます。しかし意識が広いと、ネガティブな思考や感情が出てきても、それにとらわれることがありません。とても楽です。

例えるなら、閉め切った狭い部屋で焚き火をしていたら、暑くてしょうないですよね。ところが、広い原っぱで焚き火をしていても、それほど暑くはありません。それとよく似ています。

マインドフルな意識とは、広く解放された意識です。意識にスペースが与えられています。

普段の私たちは、意識を狭く制限しています。特定の思考にとらわれて、それに意識が集中し、周りが見えていません。スペースのない意識です。

しかし、思考を手放し意識を解放すれば、広い意識になれます。

誰でも瞑想の練習を積んでいけば、広い意識とはどんな状態か、体験的にわかってくるでしょう。広い意識がわかると、今までどれほど制限された狭い意識で生きてきたのかが、わかると思います。

思考は現実ではないと知る

瞑想中に、何かネガティブな思考が出てきたとします。

例えば、仕事で失敗をして上司に怒られるシーンが頭に浮かんだとします。すると、まるで本当にそれが目の前で起きているように感じられ、恐怖や不安が湧き上がってくるかもしれません。しかし、そのシーンはただあなたの頭の中にあるだけで、本当にそれが起きているわけではありません。

思考は思考にすぎません。どんな思考であっても、それは頭の中にあるだけで、現実ではありません。頭の中でどんなことを考えようと、考えただけでは何も起こりません。少なくとも瞑想中は、ただ座っているだけですから、どれだけ一生懸命考えても、絶対に何も起きません。

例えば、あなたの目の前にコップが置いてあったとします。そのコップが動くシーンを頭の中でイメージしたとします。しかし、当然ですがコップは動きません。どんなにがんばってイメージしても、残念ながらコップは1ミリも動きません。

思考とはそういうものです。どれだけ真剣に考えても、考えただけならば、現実には何も起きません。それは思考にすぎないからです。

もし頭の中で、怒っている上司をぶん殴ったとしても、何も起きません。頭の中で殴るだけなら、罪に問われることもありません。

思考というのは「絵に描いた餅」なのです。どれだけ丁寧に餅の絵を描こうと、その絵を食べることはできません。その絵をかじっても餅の味はしません。それと同じように、頭の中に浮かんだ思考は、どれだけリアルであろうと、現実ではありません。

頭の中のイメージと現実は別物

「思考が現実になることもあるのでは？」と思う方もいるかもしれません。確かに考えたことが現実に反映されることはあります。

例えば、「プリンが食べたいな」と思ったら、家族がプリンを買ってきてくれた、なんてことはあるかもしれません。しかし、家族が買ってきたプリンと頭の中でイメージしたプリンは、似ていますが別物です。

ちょっとバカバカしいことを言いますが、もしイメージしたプリンが現実ならば、頭の中からそのプリンを取り出して食べられるはずです。プリンを買う必要がありません。ラーメンを食べたければラーメンをイメージして、頭の中から取り出せば食べられる

イメージと現実は別物

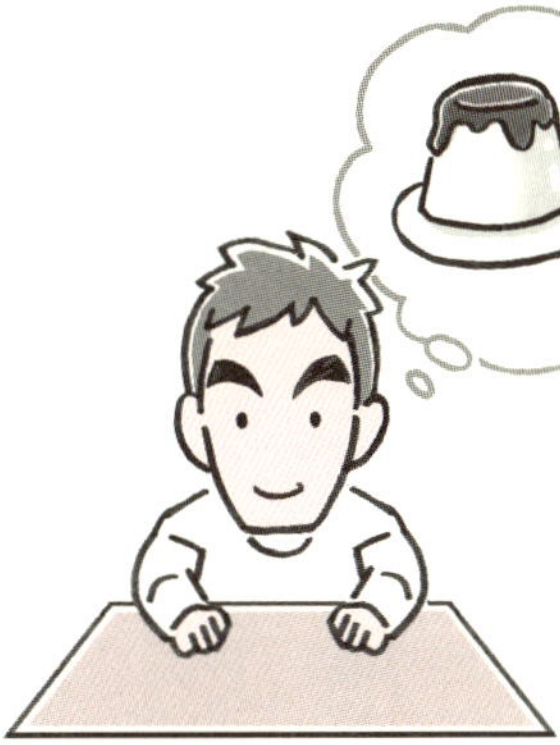

イメージのプリン

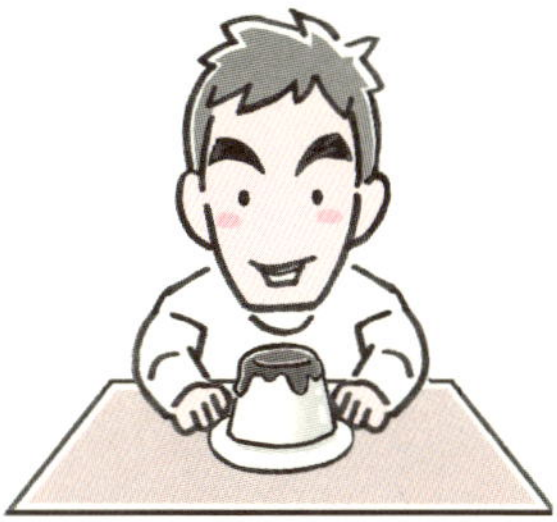

現実のプリン

はずだし、カレーをイメージすればカレーが食べられるはずです。もし思考が現実ならそれができるはずです。まるで魔法ですね。

しかし、当然ですがそんなことはできません。ということは、イメージしたプリンは現実ではないということです。頭の中のイメージは、現実とどれだけ似ていても、現実ではないのです。

確かに、思考が現実に反映されることはあります。しかし、それは反映されただけであって、あくまでも思考と現実は別物なのです。

瞑想をして、思考に気づいて手放すことを繰り返していると、「思考は現実ではない」ということが本当にわかってきます。それが腹落ちしてきます。すると思考の力はどんどん弱まっていき、思考からの解放が進んでいくでしょう。

マインドフルネスの様々な瞑想法

体を感じる「ボディスキャン瞑想」

ここからは、呼吸瞑想以外の瞑想法をご紹介していきます。まずはボディスキャン瞑想です。

ボディスキャン瞑想は、体の感覚を丁寧に感じていく瞑想です。普段、私たちは体の感覚にあまり意識を向けていません。しかし、体には常にさまざまな感覚が生じています。私たちは、思考することや外の情報を得ることに、意識のほとんどを使っていて、体の感覚に気づいていません。体の感覚に気づき、感じることができれば、意識は「今ココ」に戻り、マインドフルになれます。

また、体の感覚を感じることができれば、自分が今どんな状態なのかがわかります。疲れているのか、元気なのか、緊張しているのか、リラックスしているのかなど、自分の状態を自覚できるようになります。

自分の状態が自覚できていないと、疲れたら休む、力んでいたらリラックスする、などの対処ができません。体に無理をさせてしまいます。

体の感覚が感じられていないと、気づかないうちに体に疲労がたまり、そのうち限界に達して倒れてしまう、なんてこともあります。感覚が感じられていれば、限界になる前に自覚して休むことができますが、感覚がないと限界までいってしまうのです。働き盛りの忙しい人たちに、よくそういったことが起こります。

また、感覚を感じることは、肉体的な状態だけでなく、心の状態を自覚することにもつながります。感情というものは、体に感覚として現れます。怒った時は、体や顔が熱くなったり、悲しい時は胸がギューッとなったり、楽しい時は体にワクワク感が起こったりします。体の感覚を感じられると、体に現れた自分の感情に気づくことができます。

自分の感情に気づくことができると、ポジティブな感情はしっかりと味わい、ネガティブな感情は受け止めつつも、それにやたらと振り回されないようになります。

感情に気づき自覚することで、感情の扱いが上手くなっていきます。ボディスキャン瞑想は、体の感覚だけでなく、感情に気づくスキルも上げ、心身を安定させる効果があります。

〉〉ボディスキャン瞑想のやり方

①リラックスして座る

呼吸瞑想と同じように、リラックスして座ります。目は軽く閉じておきます。

②体の各部位に意識を向ける

体の各部位に意識を向けて、その感覚を感じ取ります。意識を向ける箇所を順番に移動させ、全身をくまなく感じていきます。ギューッと集中するのではなく、フワッと意識を置いておく程度の力加減です。

意識を向けた箇所をリラックスさせて、自然に現れる感覚を受け取っていきます。感覚を感じられない箇所があってもかまいません。無理に感覚をつくり出そうとせず、ただ意識を置いておくだけでいいです。

次の順序で意識を向けていきます。手や足は左右両方を同時に感じます。

- 手のひらと手の甲
- 手首から肘までの前腕部分
- 肘から肩までの上腕部分

・足の裏と足の甲
・すね
・ふくらはぎ
・太ももの表側
・太ももの裏側
・お尻
・お腹
・背中の下半分
・胸
・背中の上半分
・肩
・首回り
・顔
・後頭部と頭頂部

体を感じる

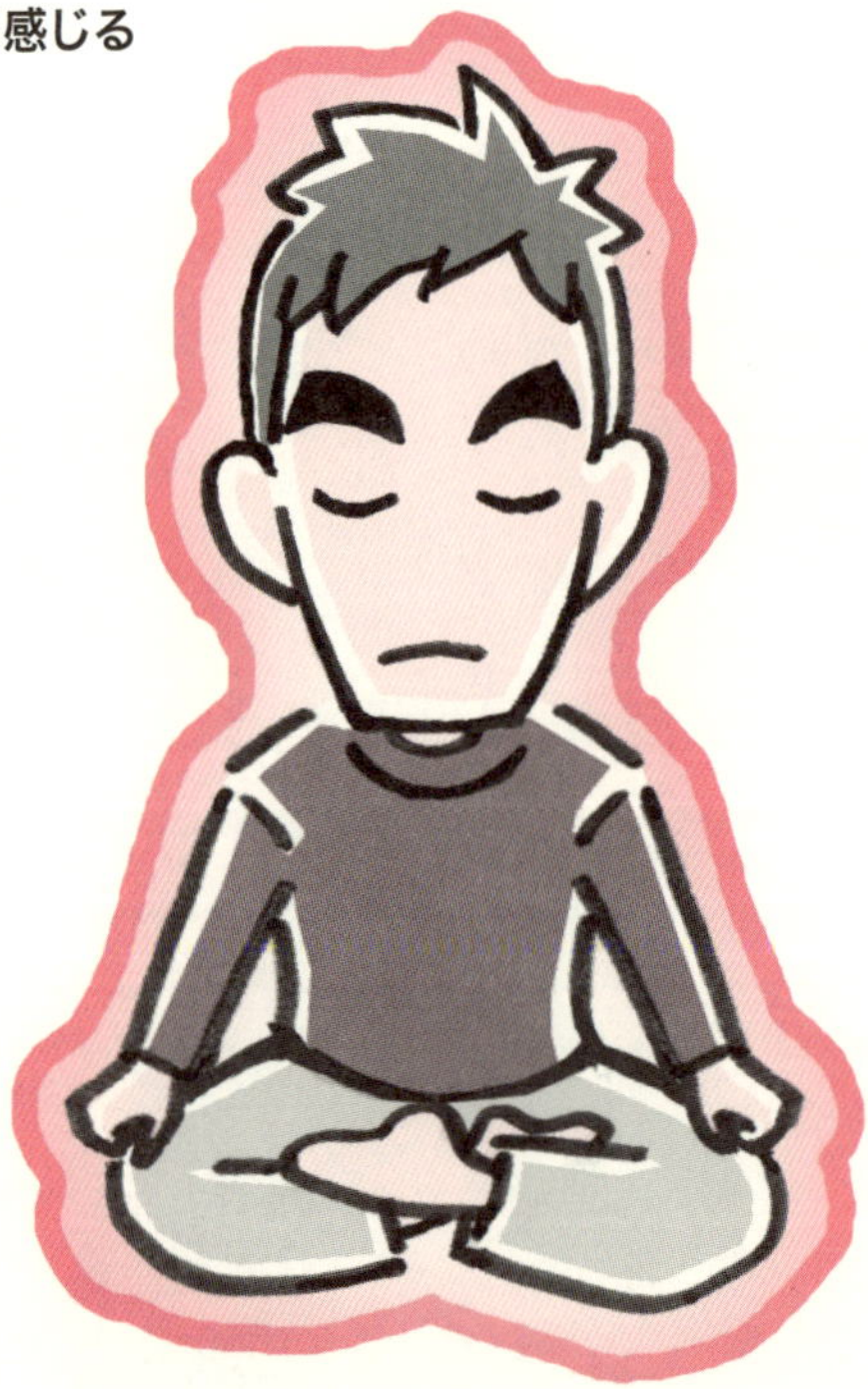

最後に体全体を感じます。ボディスキャン瞑想は、
体の感覚を丁寧に感じていきます。

それぞれの箇所をだいたい15～30秒程感じます。瞑想中に秒数を正確には計れないと思いますので、十分に感じられたと思ったタイミングで次に進めばＯＫです。または、一つの箇所で呼吸を3回したら次に進む、など呼吸の回数でタイミングを決めてもかまいません。意識を向ける順序は、好みに応じて変更しても問題ありません。

③全身を感じる

すべての箇所を感じ終えたら、最後に体全体を感じます。頭、腕、胴体、足まで、全体的に体を感じます。全身を感じるので、部分部分の感覚がハッキリしなくなってもかまいません。ふんわりと体全体に意識を置いて、感覚を感じます。体いっぱいに意識を満たしておきます。それを5分～10分程続けます。

歩きながら気づく「歩行瞑想」

瞑想というと、座って静かに行うもの、というイメージがあると思います。歩行瞑想はそのイメージと違って、歩きながら行う瞑想です。

座る瞑想だけだと、瞑想中は落ち着くけれど、瞑想が終わるとまた元に戻ってしまう、となりがちです。歩行瞑想は歩きながら行うため、日常生活に近い状態で瞑想することができます。そのため、日常生活でマインドフルな意識を保つことができるようになり、日常に瞑想の効果が波及しやすくなります。

また、歩きながら行うため、意識がボンヤリしたり、眠くなったりしにくいです。ハッキリとしたクリアな意識を保ちながら瞑想ができます。座るとどうしても寝てしまう、という場合は、歩行瞑想がおススメです。

歩行瞑想のやり方

①リラックスしてゆっくり歩きます。最初は家の中で行うのがいいでしょう。慣れてくれば外で行うこともできます。

家の中では広さに制限があり、まっすぐに長い距離を歩けないため、途中で曲がったり、同じ場所を行ったり来たりすることになりますが、それで問題ありません。

②ゆっくり歩きながら、右足が地面についたら右足の裏の感触を感じ、左足が地面についたら左足の裏の感触を感じます。右足、左足、右足、左足、と交互に足の感触を感じていきます。

そのうち何か考え事が浮かんできて、足から意識がそれます。そうしたら、その思考に気づき、慌てず、自分を責めず、足に意識を戻します。

思考が出てきても失敗ではありません。思考に気づいたら、思考を攻撃したり力ずくで抑え込もうとはせず、分析や評価もせず、続きを考えようともせず、慌てずに足の感覚に戻っていきます。

足の感覚をしっかり感じようとするあまり、息を止めたり、力んだりしてしまうかもしれませんが、息は止めずに、なるべく力まずに、楽に呼吸しながらリラックスして行いましょう。

気を散らす対象を嫌がらない

座る瞑想と比べて、歩行瞑想では、家に置いてあるイロイロなものが見えたり、周りの音が聞こえたりして、足の感覚以外の刺激がたくさん入ってきます。座る瞑想よりも気が散りやすいです。しかし、それが歩行瞑想のよい所です。

足を中心に広い意識でいる

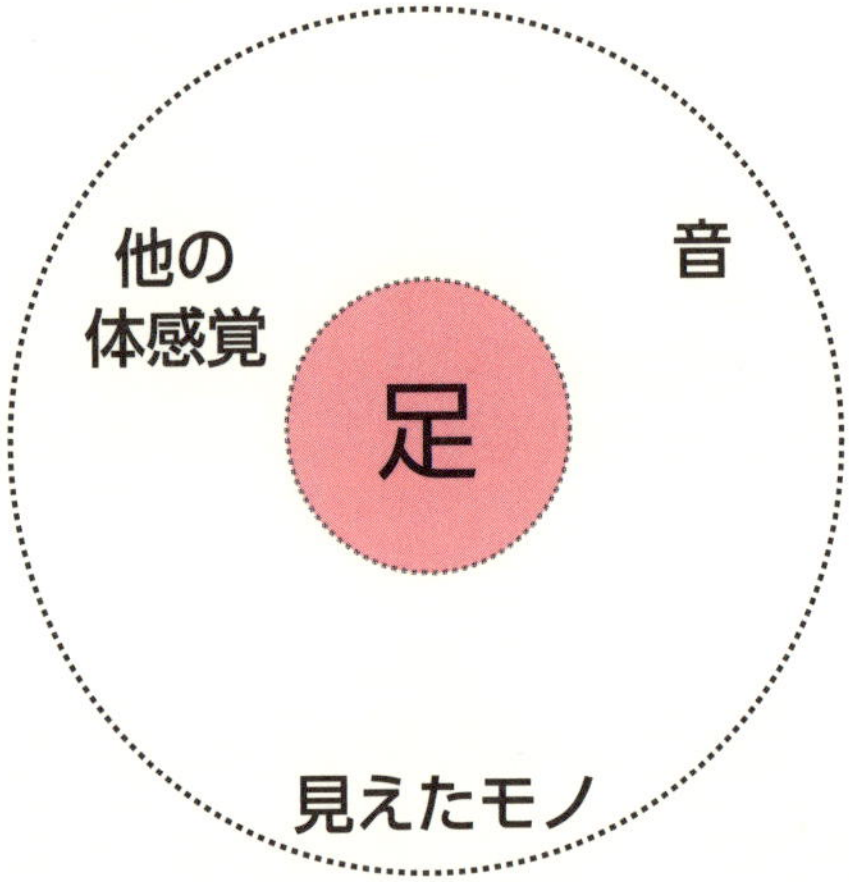

足の感覚以外のものが意識に入ってきても、それを邪魔者とはとらえずに、嫌がらずに、オープンに受け入れていきましょう。他のものに意識がそれて、足の感覚が意識から消えたら、意識がそれたことに気づいて、足の感覚に戻っていきます。

足の感覚をしっかり感じられている

ならば、他の感覚（視覚や聴覚や体感覚）を同時に感じていてもかまいません。足の感覚に意識の１００％を集中させる必要はありません。足の感覚を中心としながら、意識はオープンにしておきましょう。

》変化を嫌がらない

歩行瞑想中は、途中で方向転換をしたり、階段を登ったりして、歩くリズムが変わったり、足の感覚が変わったりすると思います。その変化で瞑想が乱されてしまう、と感じるかもしれません。しかし、変化は悪いことではありません。一定のリズム、一定の感覚を保とうとする必要はありません。歩くリズムや足の感覚が変わっても、その変化を嫌がらず、変化する感覚に新たに気づけばいいのです。

感覚が変化すると瞑想が乱される、と思うのは、過去の感覚をつかんでいるからです。一度感じた感覚をつかみ、維持しようとしているからです。感覚を維持する必要はありません。感覚が生じたら感じ、感覚が消えたら消えたでいいのです。そしてまた新たに生じた感覚を感じます。

気づきは常にリアルタイムで新しいものです。過去の感覚を維持しようとせず、刻々と変化していく感覚に寄り添っていきましょう。

このように、歩行瞑想は座る瞑想に比べて、中心対象（足）以外の刺激が入ってきやすく、感覚も変化しやすい、という特徴があります。

つまり、座る瞑想よりも日常に近いのです。日常ではいろんな刺激が意識に入ってきますし、感覚もどんどん変化していきます。その環境でもマインドフルな意識を保つためには、歩行瞑想が効果的です。

五感瞑想

視覚や聴覚などの五感を使った瞑想をご紹介します。人によっては、呼吸や体感覚よりも視覚や聴覚のほうがやりやすいかもしれません。呼吸や体感覚は、慣れないうちは感じにくいこともあります。しかし、視覚や聴覚は誰でも日常的によく使っているため、意識を向けやすいです。

また、呼吸や体感覚は不快感を伴うこともあります。心身の調子が悪い時などは特にそうです。しかし、視覚や聴覚は不快感が出にくいです。体や呼吸に意識を向けるのが苦手な人は、五感から始めてみるのもいいでしょう。

聞く瞑想

①目を閉じてリラックスして座ります。

②音に耳を澄ませます。がんばって聞き取ろうとするのではなく、ただ音がやってくるのを待ち、音を受け取ります。その音が何の音なのかを考える必要はありません。ただ聞くことに意識を置いておきます。

③途中で思考が出てきて聞くことから意識がそれたら、その思考に気づいて、慌てず聞くことに戻っていきます。

◇受け身で受け取る

音を聞く瞑想は「受け身で感覚を受け取る」という意識の使い方がわかりやすいです。感覚というものは、音に限らず、本来は受け身で受け取るものです。音を聞くとき、耳が音を取りにいくわけではなく、音が飛んできて勝手に耳に入り、勝手に聞こえます。

見る時も同じです。目が対象を取りにいくわけではなく、光が飛んできて目に入り、自然に見えます。

呼吸を感じる時も同じです。呼吸を取りにいかなくても、待っていると呼吸の感覚がやってきます。感覚は基本的にすべて受け身です。

このような、自分から取りにいかなくても聞こえる、見える、感じられる、という意識の使い方がわかると、マインドフルな意識になりやすいです。
ある程度は意図的に意識を向ける必要もありますが、強く向ける必要はありません。がんばって取りにいこうとしないほうが、逆に感覚が入りやすいです。聞く瞑想は、そのような受け身の姿勢のよい練習になります。

感覚は自分から取りにいかなくてもいい

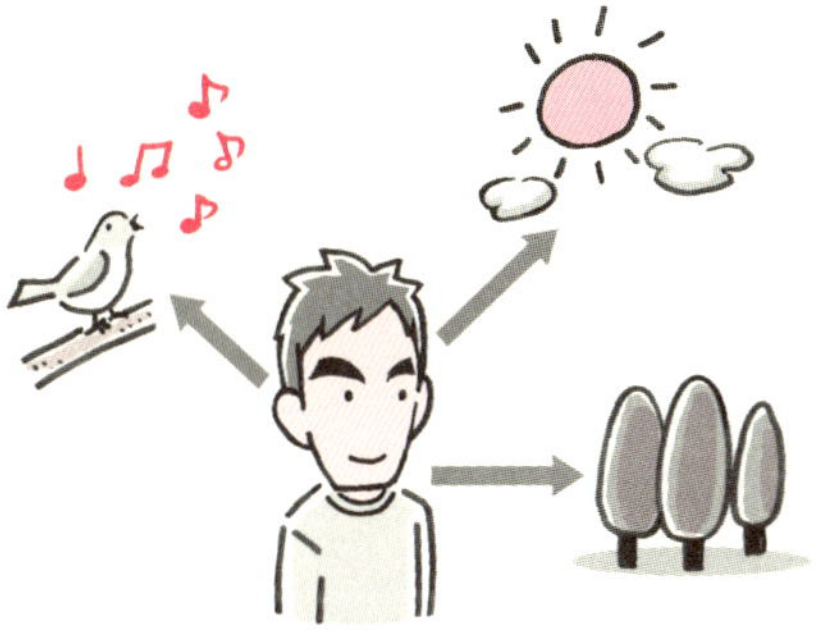

取りにいく……ではなく

感覚はやってくるもの

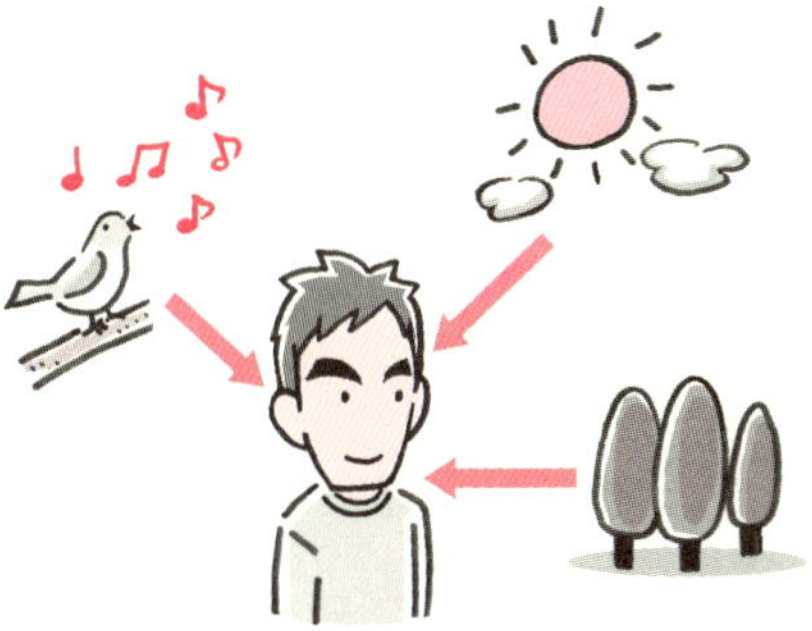

受け取る

左 45 度から右 45 度へゆっくり顔を動かす

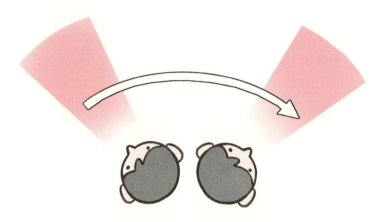

正面から左 45 度くらいの方向に顔を向けてからスタートします

見る瞑想

①リラックスして座ります。

②正面から左45度くらいの方向に顔を向け、目の前の光景を眺めます。がんばって見ようとはせず、目から入ってくる映像をただ受け取るだけです。

③ゆっくり目線と顔を右方向に動かしながら、目の前を眺め続けます。見たものを頭で理解しようとする必要はありません。ただ目に映る景色を眺めるだけでOKです。

④顔と目線が右45度くらいまで向いたら、

折り返して左方向に戻っていきます。同じように目の前を眺めながら、左45度まで戻ります。「左45度⇓右45度⇓左45度」の1往復を、3分から5分くらいかけて行います。かなりゆっくり見ていくことになります。正確に動かそうとすると首や目が疲れるので、リラックスして、やりやすいように動かせばＯＫです。

⑤思考が出てきて見ることから意識がそれたら、その思考に気づいて、慌てずに見ることに戻っていきます。

タイマーを3分から5分にセットして行います。時間内に一往復できなくても、一往復を越えてしまっても問題ありません。だいたいの目安だと思ってください。

どの場所でやるかは、やりやすいように決めていただいて結構です。

植物や自然の多い場所はやりやすいかもしれません。自然の多い公園などで行うと、より見ることに集中しやすくなります。

視覚は情報量がとても多いため、視覚にしっかりと意識を置いておければ、思考に意識を割けなくなります。すると思考が静まりやすいです。思考がグルグルして止まらない時は、目立つものを見たり、視野を目一杯に使って広い範囲を見たりすると、思考が静まりやすいです。

一方で、視覚が思考を刺激することもあります。目に見えたものをキッカケに思考が起こります。見えたものをキッカケに思考が起こる過程を、意識的に観察してみるのもいいでしょう。

〉〉空間を感じる瞑想

①リラックスして座ります。

②自分の周りの空間に意識を向けます。目で見て、耳で聞いて、肌で空気を感じ取ります。視覚や聴覚、肌感覚などを使って、周囲の空間全体を感じます。その空間の広さや

雰囲気を感じます。視覚では目の前の空間が見えます。聴覚では前と後ろ、さらに部屋の外の空間まで感じられるかもしれません。

③思考が出てきて、空間から意識が離れたら、その思考に気づき、また空間に意識を戻します。

空間全体を感じる

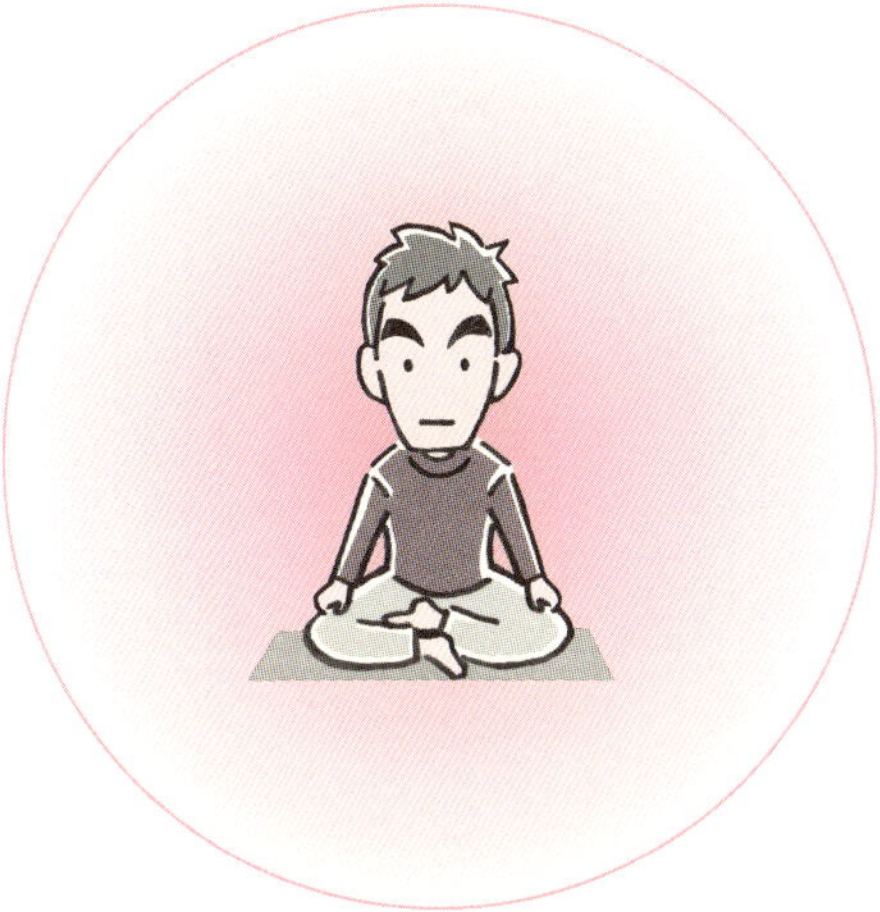

視覚や聴覚、肌感覚などを使って、
自分の周りの空間全体を感じます。

普段私たちは、実際に自分のいる空間から意識が離れていることが多いです。体は家にいながら、意識は会社や学校など、他の場所に飛んでいます。今いる空間を見失っているのです。

その飛んでいる意識を、実際に自分のいる空間に戻し、その空間に留まります。

空間を感じる瞑想は、100ページで紹介した「意識にスペースを与える」感覚を養うよい練習になります。広い空間を感じることで、意識も自然と広くなります。すると意識を縛りつけていた制限が解かれ、自由で解放された意識が育っていきます。

ポストメディテーション――日常の瞑想

瞑想とは、時間を決めて座って行うもの、というイメージがあるかもしれませんが、そうとは限りません。普通の日常生活を送りながら瞑想することもできます。日常で瞑想に取り組むことを「ポストメディテーション」と呼びます。

座って瞑想している間だけ今ココを感じ、思考から解放されていても、瞑想が終わると元に戻ってしまうのでは、瞑想の恩恵を十分に受けられません。瞑想と日常生活がハッキリと別れてしまうと、瞑想の効果は限定的になってしまいます。

瞑想と日常の境目をなるべく薄くして、日常に瞑想的な意識を入れ込むことが大切で

日常に瞑想を取り込むポストメディテーション

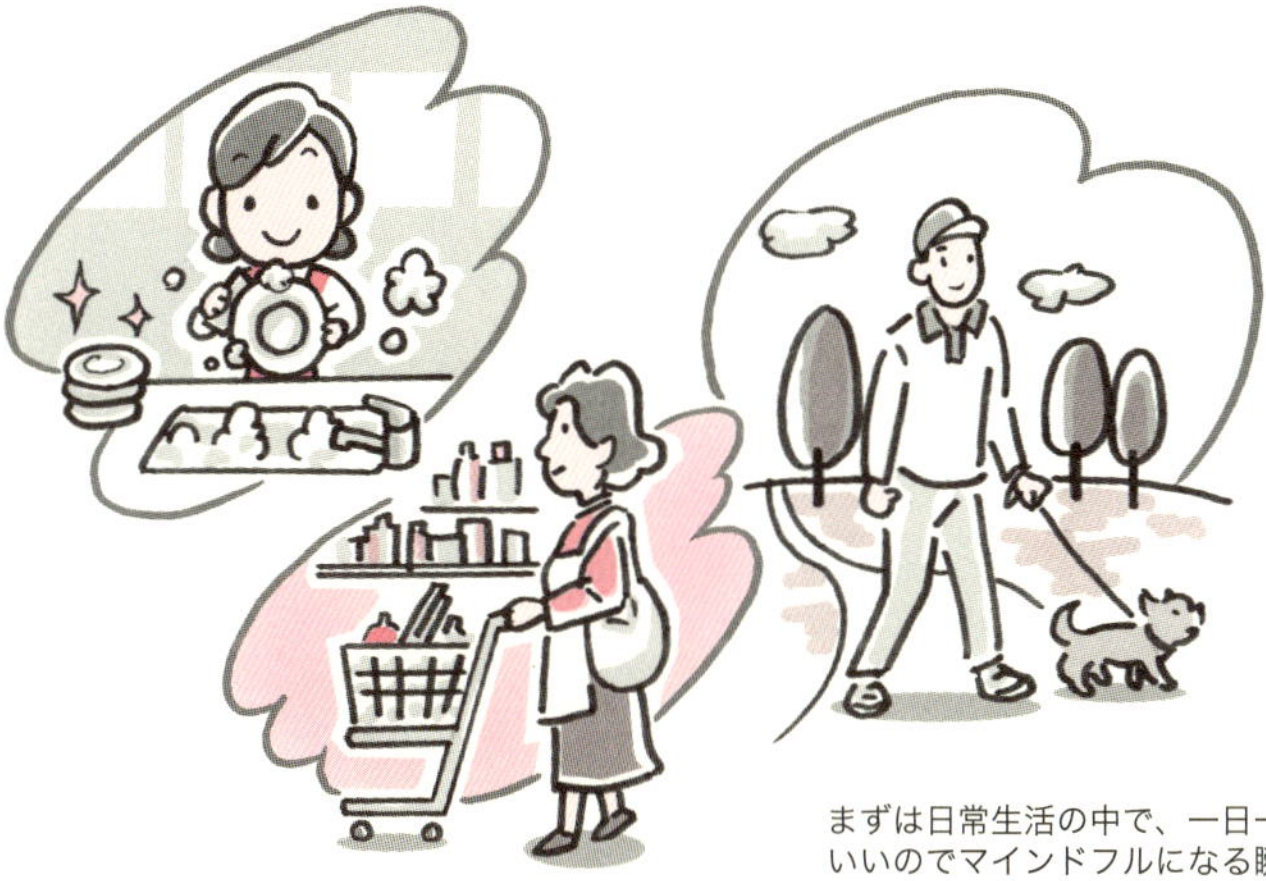

まずは日常生活の中で、一日一回でもいいのでマインドフルになる瞬間をつくることが大事です。

す。それができれば、瞑想の効果を最大限に得られます。

ここではポストメディテーションのやり方を、いくつかご紹介していきます。

もちろん、座る瞑想と同じ意識を、日常で維持するのはかなり難しいので、完璧を目指さないようにしましょう。少しずつ日常に瞑想的な意識を、混ぜ込んでいければＯＫです。

》呼吸を３回感じる

日常のちょっとしたタイミングに、３回だけ呼吸を感じてみます。

例えば、仕事が一区切りついて、少し休憩しようかな、と思ったタイミングに、3回だけ呼吸を感じてみます。3回だけでも感じられると、思考から解放され、「今ココ」に意識が戻り、落ち着くのがわかると思います。

他にも、

- 仕事が終わって会社を出る時
- トイレに行く時
- お昼休みが始まった時
- 移動の合間
- 信号待ちの時
- 駅のホームで電車を待っている時
- エレベータの中
- 家を出る時
- 帰宅した時

・お風呂に入る時
・ご飯を食べ終わった時

などなど、どんなタイミングでもかまいません。ちょっとした隙間時間に、さりげなく３回だけ呼吸を感じてみてください。３回だけなら20秒もかからずにできるはずです。「３回だけでは意味がない」とは思わないでください。３回だけでも十分意味があります。

コツは「ちゃんとやろうとしないこと」です。「ちゃんとやろう」と気負うと「今はちゃんとできないからやめておこう」となってしまいます。ちゃんとやろうとせず、気楽に、軽く、さりげなくやってみてください。

やろうと思ったらすぐにやってしまいましょう。他のことをしながらでかまいません。ＴＶを見ながら、運転しながら、歩きながら、買い物をしながらでもいいので、サッとやってしまいましょう。

まずは一日に一度だけでもかまいません。20秒あればできます。呼吸を3回感じることを、日常の中に入れ込んでいきましょう。正式に時間を取ってやる瞑想以外の時間に、やることが大切です。

もちろん、3回以上呼吸を感じていられるなら、感じ続けていてOKです。

★ワーク　呼吸を3回感じる

本を開いたままでかまいません。文字が目に入っていても、人の話し声が聞こえていてもかまいません。電車の中でも、カフェの中でもかまいません。

今この場で、呼吸を3回感じましょう。

思考に気づいて呼吸に戻る

「思考に気づいて呼吸に戻る」は、先ほどの「呼吸を3回感じる」と組み合わせると効果的です。日常生活中に無自覚に思考にハマっている時、「あ、考えているな」と気づいて呼吸に戻り、3回感じましょう。考えてもしょうがないことをグルグル考えていたり、今ココではない過去や未来のことを考えていたりする時に、その思考に気づき、呼吸を3回感じます。

これは呼吸瞑想でやっていることとほとんど同じです。これを日常生活に取り入れるのです。

まずはネガティブな思考や長く続く思考などが出た時に、やってみるといいでしょう。

例えば、過去の失敗を思い出し、ぐるぐる考えてしまっていることに気づいたら、慌てずに、自分を責めずに呼吸に戻り、3回感じましょう。今考える必要のない未来のことを心配している時にも、それに気づいて呼吸に戻り、3回感じましょう。

「これは大事な思考だから止められない」と思っても、とりあえず3回だけ呼吸を感じてみてください。3回呼吸を感じた後に、続きを考えてもいいです。そのくらいのいい加減さ、気楽さでやってみてください。

最初は、全部の思考に気づこうなどとは思わずに、一日に一回できればいいと思って始めてみてください。そして、徐々に回数を増やしていきます。完璧にやろうとしないのがコツです。

》日常で五感を感じる

日常生活の中で、五感を感じてみます。例えば、

・5秒間、耳を澄ませて音を聞く

・５秒間、目に映るものを見る
・５秒間、空間を感じる
・５秒間、体を感じる

このように、短時間でいいので、五感に意識を置いて感じてみます。今ちょっと試してみましょう。

★ワーク　五感に５秒意識を向ける

❶今いる場所でかまいません。本を開いたままでかまいません。５秒間音を聞きます。
５秒という時間は、だいたいでかまいません。

❷次に、５秒間目の前を見ます。

❸次に、5秒間体の感覚を感じます。

❹次に、5秒間周囲の空間全体を感じます。

いかがでしょうか。たった5秒でも、思考から解放され、意識が今ココに戻り、落ち着きを感じられたのではないでしょうか。

たった5秒だけでも効果はあります。5秒だけなら、日常生活を妨げることはありません。どれかやりやすい一つの感覚だけでもかまいません。思考がぐるぐるしているときや、仕事や家事に一区切りついたタイミングで、気楽に試してみてください。

5秒という時間は適当でかまいません。なんとなく5秒くらいでもいいですし、頭の中で1から5まで数えてもかまいません。

日常動作に気づく

例えば、お皿を洗っている時、お皿を洗う手の動きを感じます。流れる水の冷たさ、水の感触を感じます。お皿をしまう時、お皿をつかむ手の感触、お皿を持ち上げて棚にしまう腕の動きなどを感じます。

ドアを開ける時、ドアをあける手の感触、ドアの重さなどを感じます。

お茶を入れる時、お茶を入れる動作を感じ、お茶の匂いを感じ、お茶の色を見て、お茶の温かさを感じます。

椅子から立ち上がる時は、足裏に体重が乗る感覚、足に力が入る感覚、目線の高さが変わっていく様子などを感じます。

このように、日常の動作中に感じられる感覚をただ感じます。動作中は、体感覚や見えるもの、聞こえる音、匂い、味などの様々な感覚が意識に入ってくると思います。どの感覚でもかまいません。自然に感じられる感覚と共にいましょう。

★ワーク　日常の動作で五感を感じる

適当な日常動作をやってみます。
例として、

・トイレに行く
・冷蔵庫に飲み物を取りに行く
・本棚に本をしまう
・お茶を入れる
・棚に物をしまう

など、どんな動作でもかまいません。何か日常的な動作をしながら、その動作や五感、体感覚を感じましょう。

≫ 全体に意識を置く

日常で動作や感覚に気づき、感じることを、ある程度の時間（数分以上）続けようとすると、すぐに疲れたり、面倒くさくなったりするかもしれません。例えば、呼吸を感じながら日常生活を送ろうとしても、ほんの数十秒でしんどくなるかもしれません。それはごく普通のことです。

そんな場合は、一つの対象に意識を向けるよりも、空間全体や体全体にふんわりと軽く意識を置いておくといいでしょう。

「空間全体を感じる瞑想」や「ボディスキャン瞑想」の全身を感じるパートを、より軽く楽にやるイメージです。

または、背中やお腹、座面や足の裏など、安定した箇所に、軽く意識を置いておくのもいいです。

日常でマインドフルな意識を保つには、疲れてしまわないように、リラックスした軽

瞑想でマインドレスの壁を打ち壊す

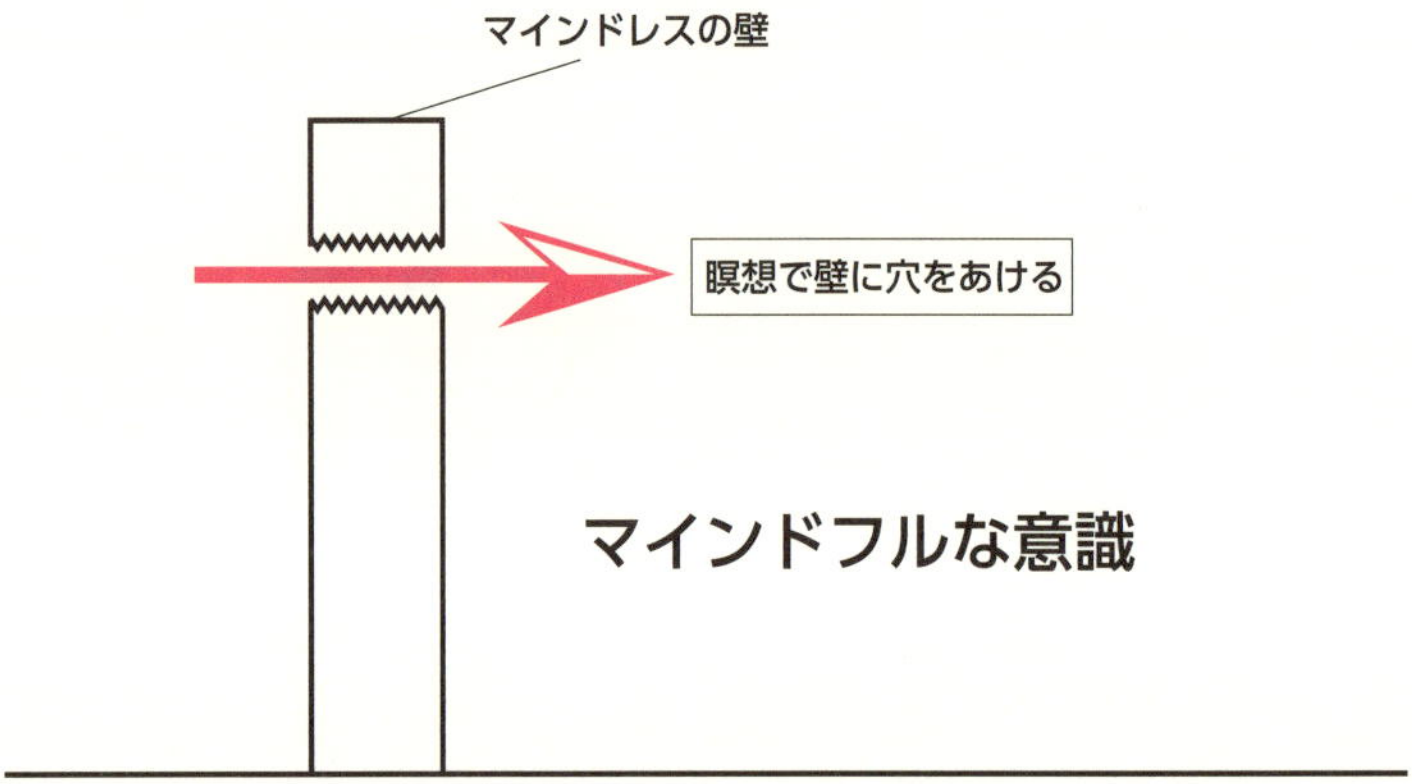

さが大切になってきます。

日常に軽く細かく混ぜていく

日常に瞑想を取り入れるには、強度よりも頻度が大事です。

「正しく」「完璧に」「しっかりと」やらなければならないとは思わずに、「軽く」「中途半端に」「ながら」でいいので、やってみてください。正しく完璧にやろうとすると「準備ができていないから」「今は集中できなそうだから」「今は忙しいから」「疲れているから」といった理由で、結局やりません。

呼吸を３回感じる、５秒感覚を感じる、といった練習は、ほとんど時間もかからず、日常生活の妨げにはならないはずです。それでも私たちは、やることに抵抗を感じ、なかなかやらないものです。その抵抗を超えるためには、気負わずに、多少いい加減でも中途半端でもいいから、さっとやってしまうことです。

まずは、一日一回でもかまいません。座る瞑想以外の日常生活中に、実践してみてください。慣れてくると、一日に何回もできるようになります。すると、座る瞑想で培《つちか》ったマインドフルな意識が、だんだんと日常に浸透し、日常の中に瞑想の効果が現れてくるでしょう。

私たち現代人は、一日中マインドレスな意識で過ごしています。一日に一回もマインドフルになれないこともあります。まずは日常生活中に、一日一回でもいいのでマインドフルになる瞬間をつくることです。それができれば、日常を覆うマインドレスの壁に、一点の風穴を開けたことになります。その風穴を通して、空気が通るようになり、それが徐々に広がって、マインドレスの壁を打ち壊すことにつながっていきます。

瞑想トレーニングの組み立て

ここまで、様々な瞑想法をご紹介してきました。どの瞑想法も本質的には同じことをやっています。それは「思考に気づき感覚に戻る」というプロセスです。種類がたくさんあるので、すべての瞑想を毎日やるのは難しいと思います。自分にとってやりやすい瞑想法をいくつか選び、取り組んでみてください。

以下に、オーソドックスな瞑想の組み立ての一例を示しておきます。

月：呼吸瞑想
火：呼吸瞑想、ボディスキャン
水：呼吸瞑想、歩行瞑想
木：呼吸瞑想

金：呼吸瞑想、ボディスキャン
土：呼吸瞑想、歩行瞑想
※各10分～20分程度

呼吸瞑想を基本として行い、ボディスキャンと歩行瞑想を時々混ぜていきます。瞑想に慣れてきたら、日常の中にポストメディテーションを取り入れてみましょう。毎日決まった時間を確保して瞑想することと、ポストメディテーションの両方を並行してやっていくのがおススメです。さらに深めたい方は、瞑想時間を伸ばしてみるのもいいでしょう。

時間が取れない方は、一つ瞑想法を決めて、それに一日10分取り組む、でもＯＫです。

瞑想の効果

個人差はありますが、１カ月から３カ月くらい瞑想を続けると、変化が出てくるでしょう。ただし、悩みがすっかり消えてしまう、幸せ感があふれてくる、というような劇的な変化とは限りません。最初はさりげない変化が多いと思います。

例えば、

・自分が思考にハマっていることにハッと気づける
・感情に振り回されていることを自覚できる
・思考や感情が以前よりも長引かなくなる

といった変化です。

さりげない変化ですが、それでもかなりの変化です。以前は自分の思考や感情を自覚できず、長時間そこにハマりこんでしまっていたなら、この変化はとても大きいです。

すぐにネガティブな思考や感情がまったくなくなり、ハッピーになるわけではありません。大事なのは「気づき」と「今ココ」です。マインドフルネスは「気づき」と「今ココ」を鍛えるトレーニングです。思考や感情に気づき、今ココに戻ってこれる。そんな体験が増えてくれれば、確実に進歩しているといえるでしょう。

第3章

右脳優位な意識に変わる——森林療法

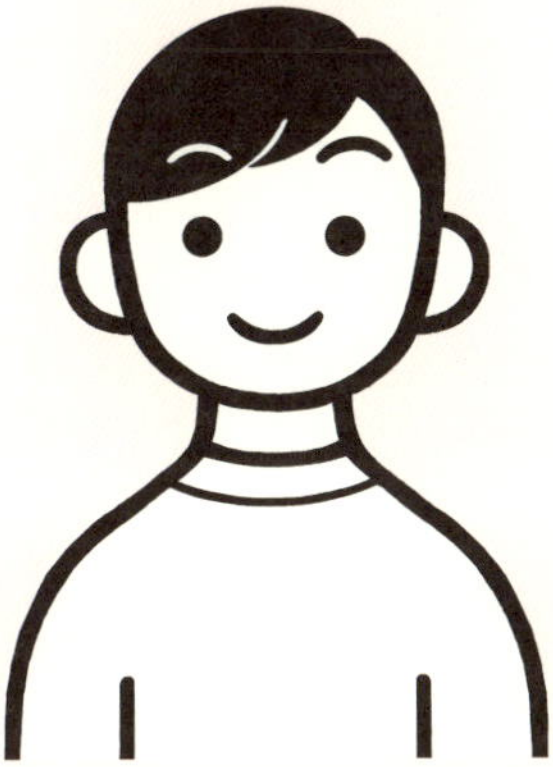

森林療法

右脳優位な意識を育てるのに有効なもう一つの方法が、「森林療法」です。
私がテイラー博士の『奇跡の脳』を読んで深く感銘を受け、最初にやったことは、近所の自然公園に行き、自然をひたすら感じることでした。豊かな森の中で、草や木や花を眺め、鳥の声を聞き、風を体で感じ、空を眺め、森の空気を吸い込んで、ただただ五感で森を感じることに集中しました。

誰かにやり方を習ったわけではありませんでしたが、やったことは「森林療法」の一種だったといえます。私はそれをさらにブラッシュアップさせて、『森の瞑想」と名づけ、講座として皆さんに教えています。

森に行くと右脳優位になれる

なぜ森に行くと右脳優位になれるのでしょうか？

それは、森が右脳的な環境だからです。草木や花、鳥、水、土、空といった自然物に囲まれた森の環境は、右脳を活性化させる力を持っています。

私たちが普段過ごしている家やオフィスなどの環境は、思考を刺激する人工物で溢れ返っています。例えば、スマホやＰＣからは、ニュースやＳＮＳなど多くの情報が目に入り、それをキッカケに思考が起こります。本を読んだりテレビを見たりすると、そこから入る情報をキッカケに思考が起こります。家族や同僚と会話すれば、会話をキッカケに思考が起こります。

しかし、森の中にある草木や花、鳥、風などの自然物は思考をあまり刺激しません。

人工的環境では思考が刺激される

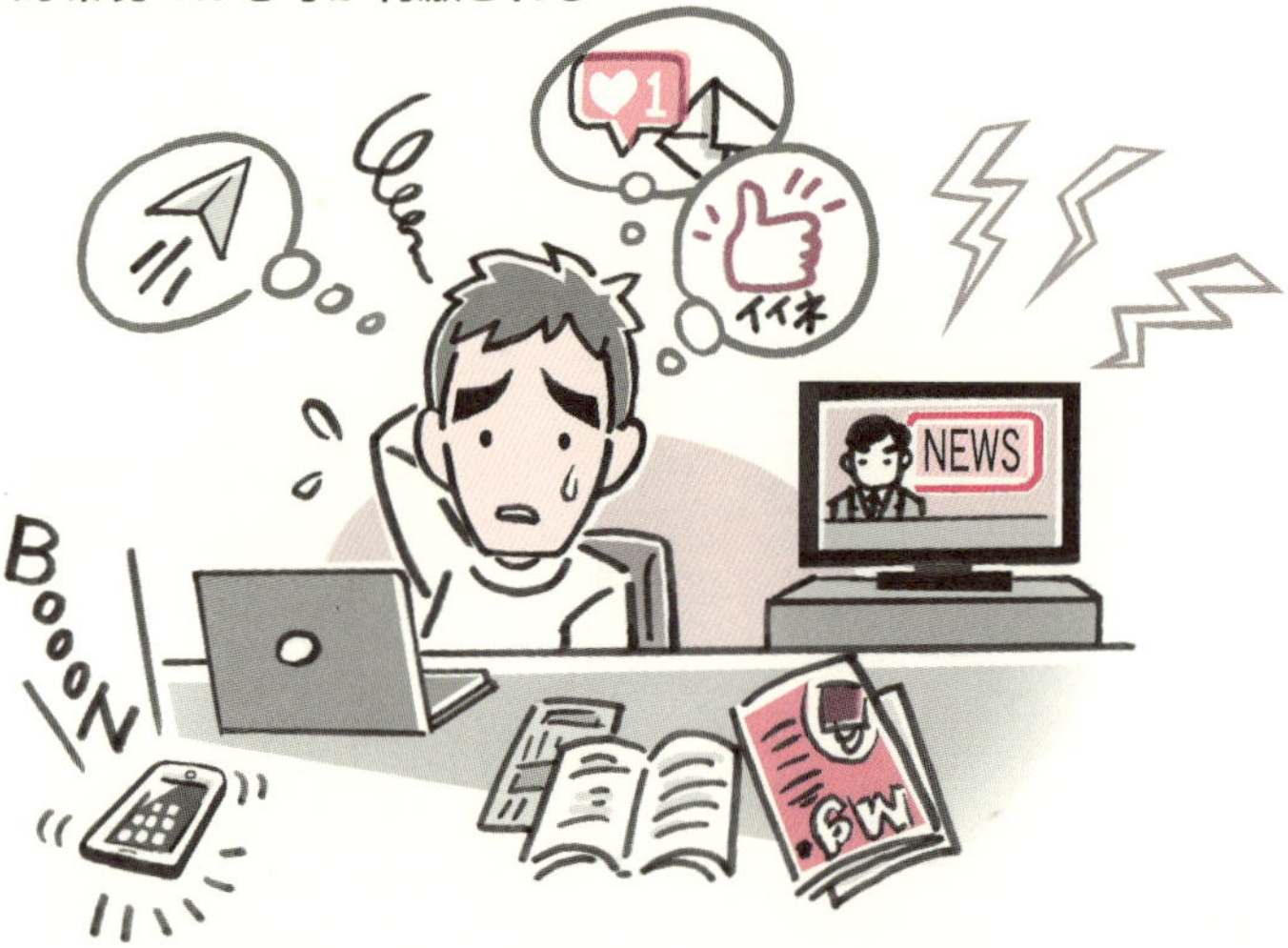

例えば木を見ても、木についての思考が止まらなくなる、なんてことはほとんどありません。鳥の声を聞いたら、それをキッカケに思考が激しく回り出す、ということもほとんどありません。自然物は、見たら見た、聞こえたら聞こえた、で終わることが多く、思考を刺激しにくいのです。

テレビのニュースを見たら、そこから思考が始まり止まらなくなることは、よくあると思います。SNSで友人の投稿を見て、そこから思考が始まり没頭してしまうこともあるでしょう。

自然物と人工物とでは、思考を刺激する力がまったく違うのです。森の中にある自

自然では思考が刺激されない

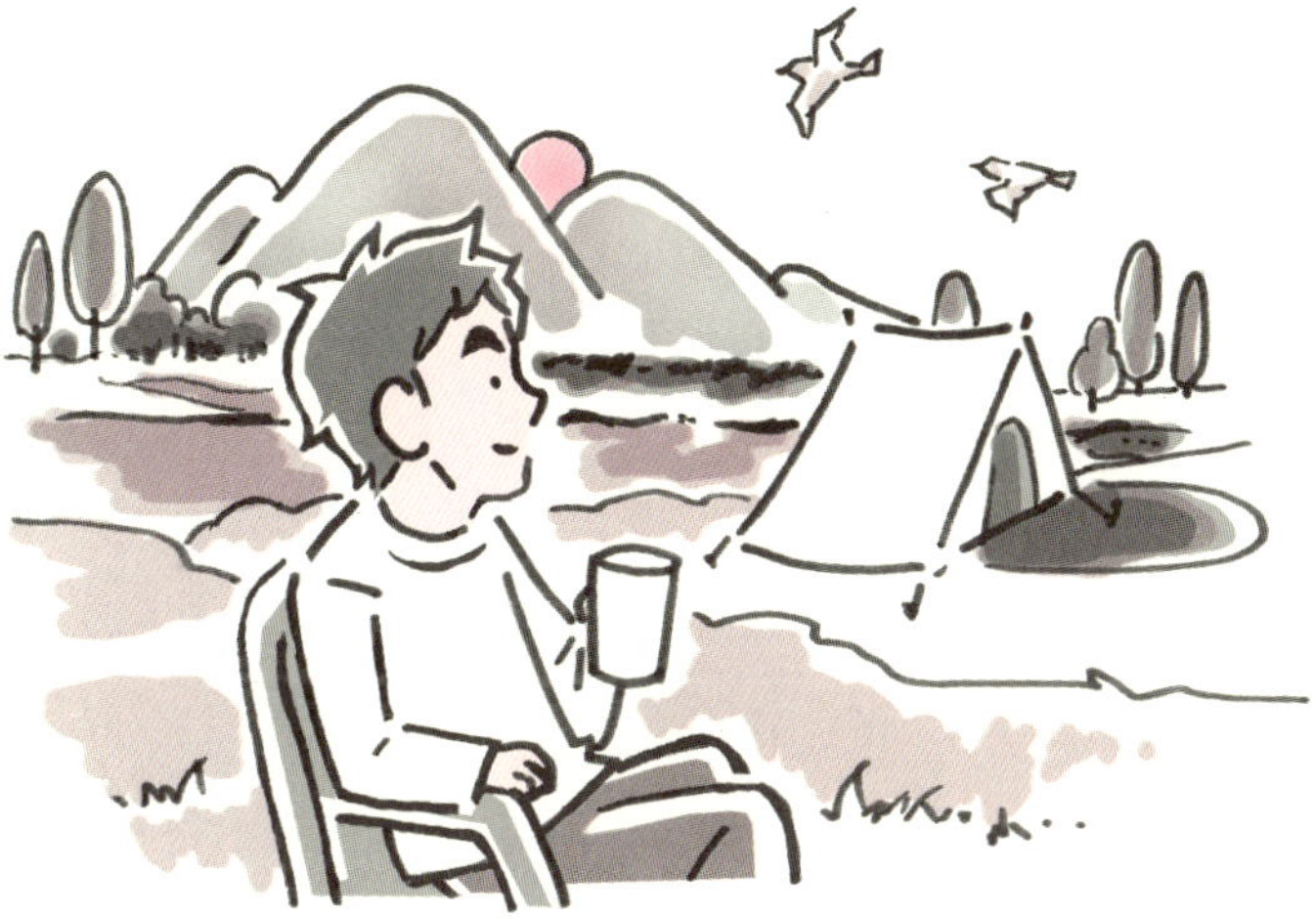

然物は、思考をほとんど刺激しません。余分な思考を起こさずに、純粋に感覚として意識に入ってきます。

そのため森に行けば、たいして努力せずとも、自然と思考が静まり、感覚が活性化し、右脳優位な意識になっていきます。

右脳優位になりたいなら、右脳的な環境に身を置くことです。英語を身につけたいなら、日本にいるよりも海外に行ったほうが圧倒的に早いですよね。それと同じで、思考を刺激されやすい街中よりも、自然の中に身を置くほうが、早く右脳優位になれます。

マインドフルネス瞑想に取り組んでも、右脳優位にはなれますが、ある程度の努力が必要です。コツコツと習慣的に取り組まなければなりません。瞑想が苦手な方もいるでしょう。そんな方でも森の力を利用すれば、さほど努力せずとも右脳優位な意識を体験できるのです。

森林療法にはどんな森がいいのか

森といっても、そこまで深い森でなくて大丈夫です。街中にある自然の多い公園で十分です。東京近郊でいくつか例を上げると、小石川植物園や代々木公園、県立東高根森林公園や生田緑地などがあります。土の地面があり木の多い公園がいいですね。人は少な目の所がおススメです。

森でなくても、海や川、湖、広い草原など、人工物が少なく自然の多い場所であればOKです。

本書の説明でも、森と言ったり自然と言ったりして、表現がブレることがありますが、どちらもあまり違いはないと思っていてください。

内側と外側の連動とは

森に行けば右脳優位になれると言いましたが、ただなんとなく森を散歩するだけでは、なかなか変化は起きません。ただ散歩するだけではなく、深く深く森を感じる必要があるのです。そのためには、いくつかコツを知っておく必要があります。

森林療法で最も重要な一つ目のコツは、「内側と外側の連動」です。自分の内側の感覚（体内感覚）と外側の世界（体外世界）両方に意識を向け、感じるのです。これが森を深く感じる秘訣です。どういうことか、具体的に説明していきます。

◇体内感覚

自分の内側で感じている感覚を「体内感覚」と呼びます。体内感覚には、体が感じる肉体的感覚と、心が感じる心理的感覚があります。

「肉体的感覚」とは、手や足やお腹、胸、背中などの筋肉の感覚や、内臓の感覚などです。呼吸をした時に体内で感じる感覚も、肉体的感覚です。暑さや寒さなども、肉体的感覚です。

もう一つは、心が感じる「心理的感覚」です。例えば、落ち着いた感じ、ざわざわした感じ、リラックスした感じ、緊張した感じ、爽快感、モヤモヤ感、明るい気分、暗い気分などです。一般的には、気分、ムード、空気感、雰囲気、印象、などと呼ばれるものです。これらも体内感覚です。

本来、肉体的感覚と心理的感覚はつながっていて、ハッキリと分けられるものではありませんが、ここでは理解しやすいように分けて解説しています。

◇森で感じる体内感覚

森に行ったら、自分が内側で感じている体内感覚を意識してみましょう。どんな体内感覚が内側にあるでしょうか。

例えば、暑い時には暑さの感覚、寒い時には寒さの感覚があります。風が吹けば、風が体に触れる感覚があります。山を登っているなら、足に力が入る感覚や、息が荒くなる感覚、疲労感などがあるでしょう。

静かな森だったら、静けさの感覚が感じられます。気持ちが落ち着く場所なら、落ち着き感を感じられます。リラックスしていれば、リラックス感を感じるでしょう。

広い原っぱのような解放的な場所では、解放感を感じます。明るい場所なら明るさの感覚を感じます。暗い場所なら暗さの感覚を感じます。

このように、肉体的にも心理的にも、自分の内側には様々な感覚があります。普段私たちは内側にあまり意識を向けていないため、ほとんど気づきませんが、この感覚は常にあります。

心理的な感覚の方は、内側の感覚だという認識はないかもしれませんが、実はそれ

体内感覚

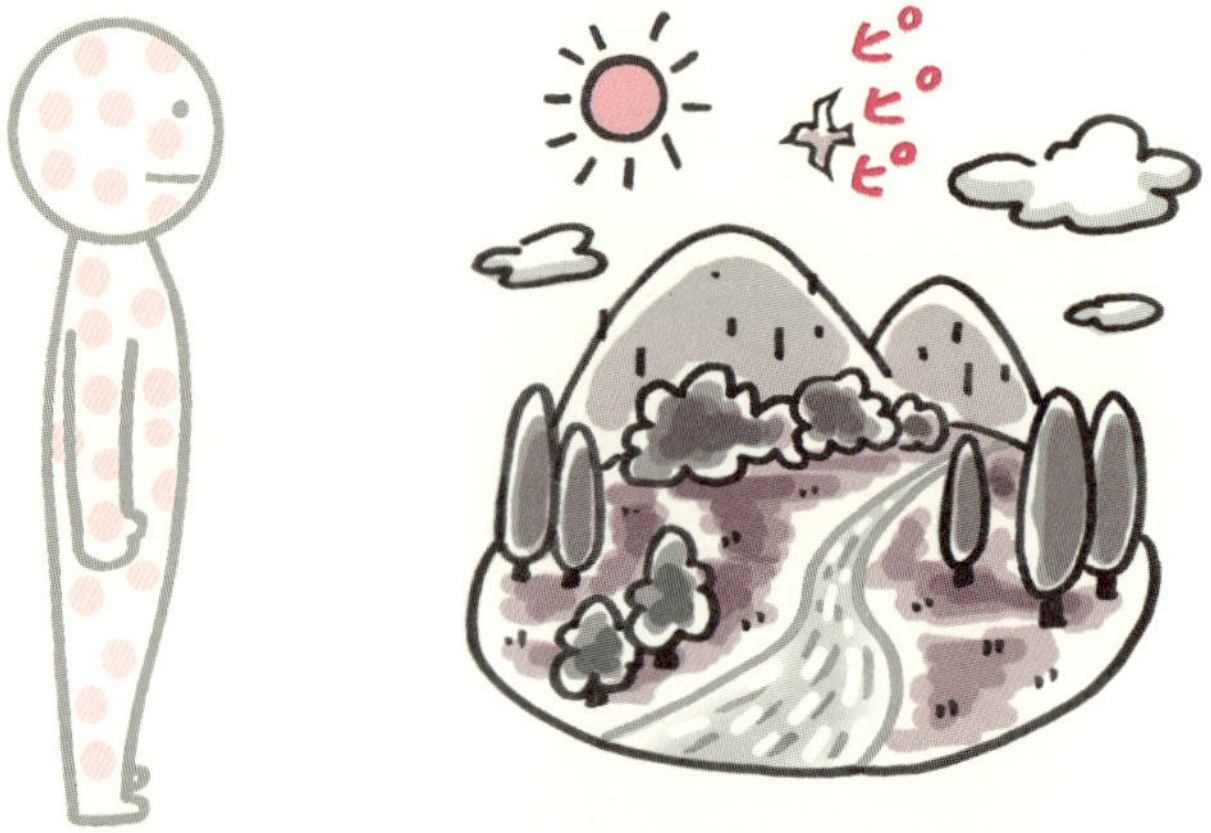

自分の内側で感じている感覚を体内感覚と呼びます

も内側の感覚の一種です。

例えば、森で静けさを感じた場合、その静けさは内側の感覚の一種です。「静けさ」というのは、「ここは静かである」という思考ではありません。頭で何も考えなくても、静けさは感じられます。思考でないなら、それは感覚です。静けさは内側で感じる感覚なのです。

広い原っぱで解放感を感じたら、それも内側の感覚です。解放感は「ここは広い場所である」という思考ではありません。解放の感覚です。

森で感じる静けさを、言葉で正確に説明することはできません。その森に一度も行ったことのない人に、その静けさを言葉で伝え、体験させることはできませんよね。もし、静けさが思考ならば、言葉で伝えられるはずですが、それはできません。つまり、静けさは思考ではなく、感覚なのです。

静けさ以外にも、解放感、明るさ、神聖さ、重厚感、美しさ、爽やかさ、などなど、様々なことが、思考ではなく内側の感覚なのです。

◇体外世界と体内感覚の連動

私たちは、視覚や聴覚、嗅覚や触覚などを使って、外の世界をとらえることができます。そのような、五感でとらえる外の世界を「体外世界」と呼びます。

森に行ったら、五感を使って体外世界を感じてみましょう。

草や木や花、空や雲、川、動物などを眺めてみます。一つの対象をじっくり眺めてもいいですし、広くその場全体を眺めてもいいです。音を聞いたり手で触れたりするのも

体外世界

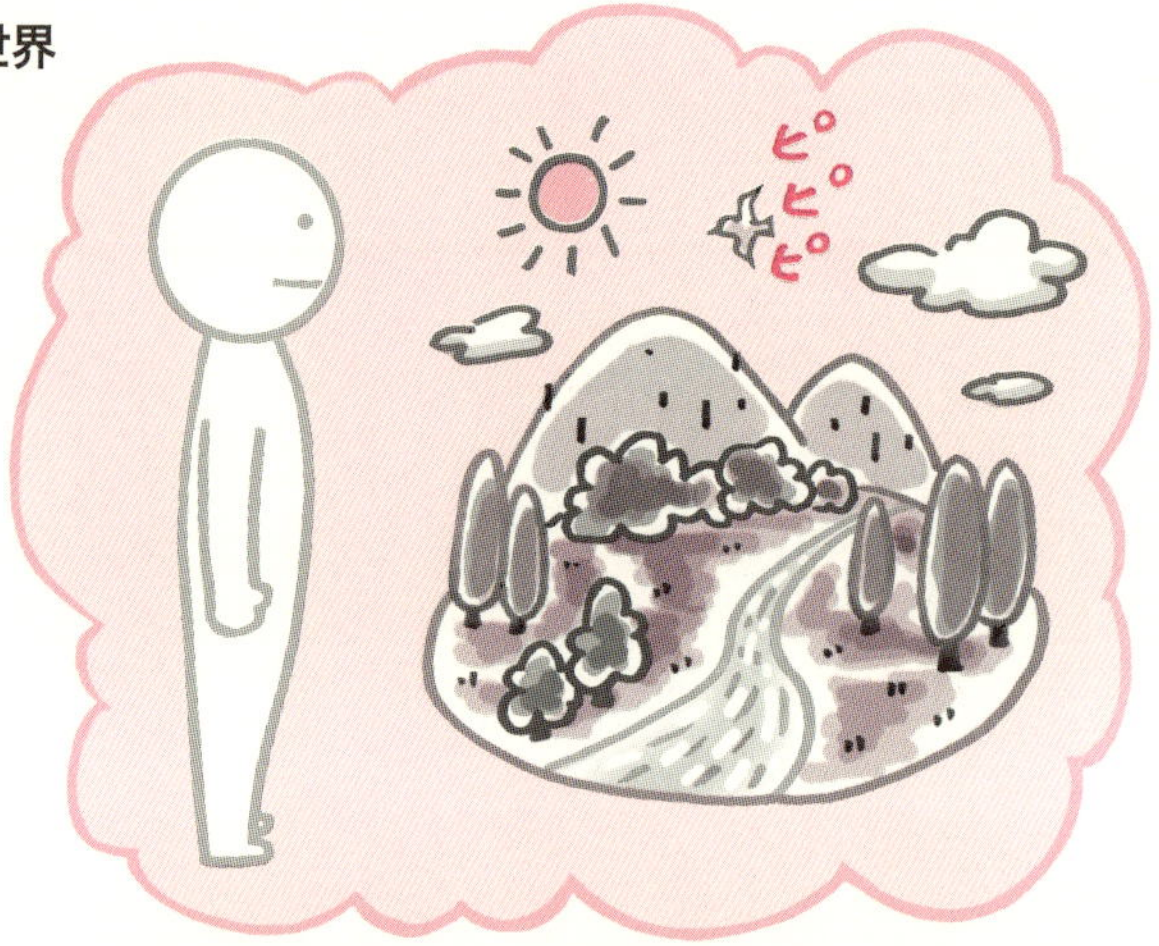

五感でとらえる外の世界を体外世界と呼びます

いいですね。五感を使って全身で自然を感じてみましょう。

この時、外の世界を感じながらも、同時に内側の感覚も意識しておきます。例えば花を見た時、内側でどんな感覚を感じるでしょうか。どんな気分になるでしょうか。どんな印象を受けるでしょうか。花を見ながら内側の感覚を意識しておきます。

川を眺めた時は、どんな気分になるでしょうか。どんな印象、どんな雰囲気を感じるでしょうか。それを意識してみましょう。

例えば、ピンク色の花を見た時は、内側

に明るく華やかな感覚が現れるかもしれません。一方で、茶色く紅葉した葉っぱを見ると、渋い印象や落ち着いた雰囲気を感じるかもしれません。見るものによって内側の感覚や気分、印象が微妙に違ってくるはずです。この違いを意識してみてください。

◇内側と外側の連動を感じる

わかりやすくておススメなのが、地面と空を交互に見ることです。地面をジーっと眺めて、内側を感じ、空を見上げて、内側を感じます。地面を見た時と空を見た時で、感じていることが変わるのがわかると思います。地面を見た時は、どっしりした安定感を感じ、空を見上げた時は、パーっとした解放感を感じるかもしれません。

人によって感じることは違いますし、言葉で正確に表現することもできませんが、何かしら違う感じがするはずです。

このように、内側に意識を残しつつ、外の世界を見たり聞いたりしながら、自然の中をゆっくりと歩きます。時々立ち止まり、目の前にあるものをじっくり眺め、内側を感じます。または、今いる空間全体に意識を向け、その場所の雰囲気を感じてみます。広

体内と体外の連動

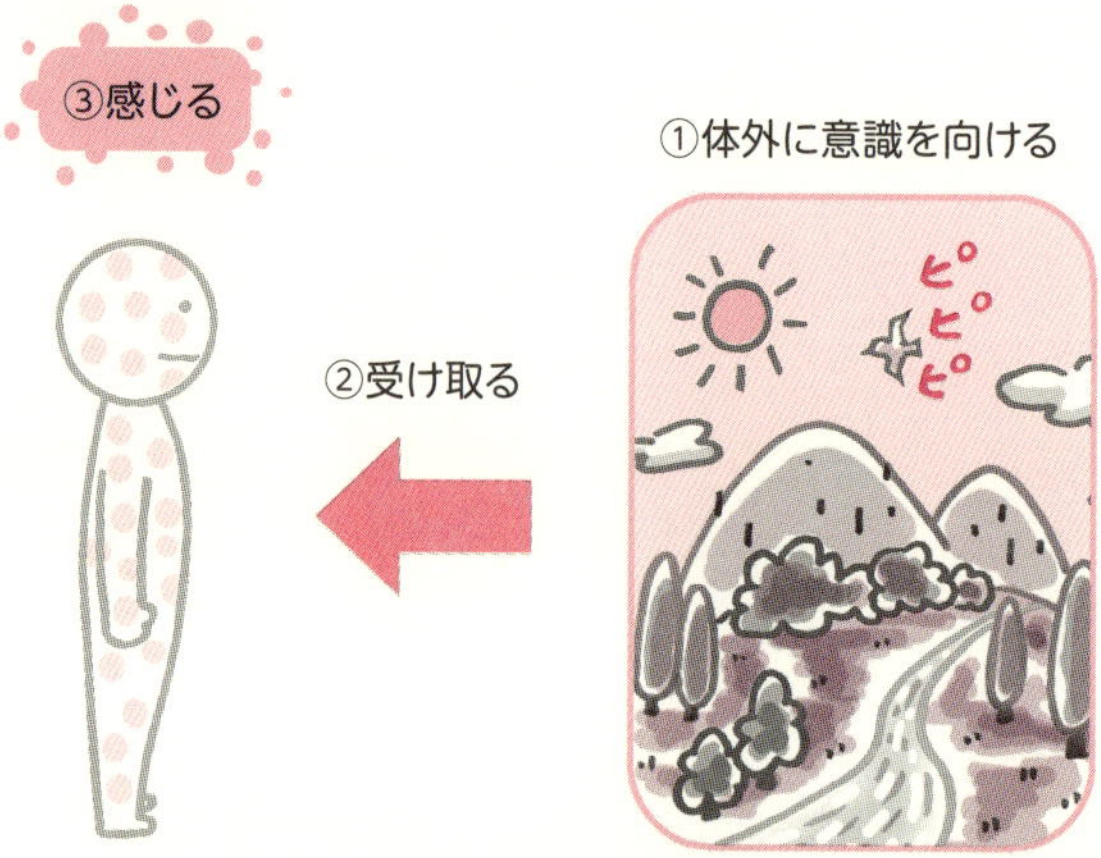

外の世界と自分の内側が連動している

く明るい場所なら解放感を感じ、狭く静かな場所なら落ち着き感を感じるかもしれません。

こうして内側と外側、両方に意識を置きながら森を感じていると、外の世界と自分の内側が連動しているのがわかってきます。見るものが変われば内側の感覚も変わります。聞く音が変われば内側の感覚も変わります。場所が変われば感じる雰囲気も変わります。そのような連動が常に起きています。

それでは、次のワークで内側と外側の連動を少し体験してみましょう。

★ワーク　写真を感覚的に見る

次のページから2枚の写真を載せています。写真を見たとき、内側でどう感じるかを意識してみてください。写真に写っているものを頭で理解するのではなく、ただ感覚的に見てください。見た時に受ける印象や空気感、雰囲気を意識してみてください。

例えば、明るい感じ、暗い感じ、落ち着いた感じ、緊張する感じ、リラックスする感じなど、写真の持つ雰囲気、印象、空気感を感じ取りましょう。一枚を10秒ほど眺めてみてください。

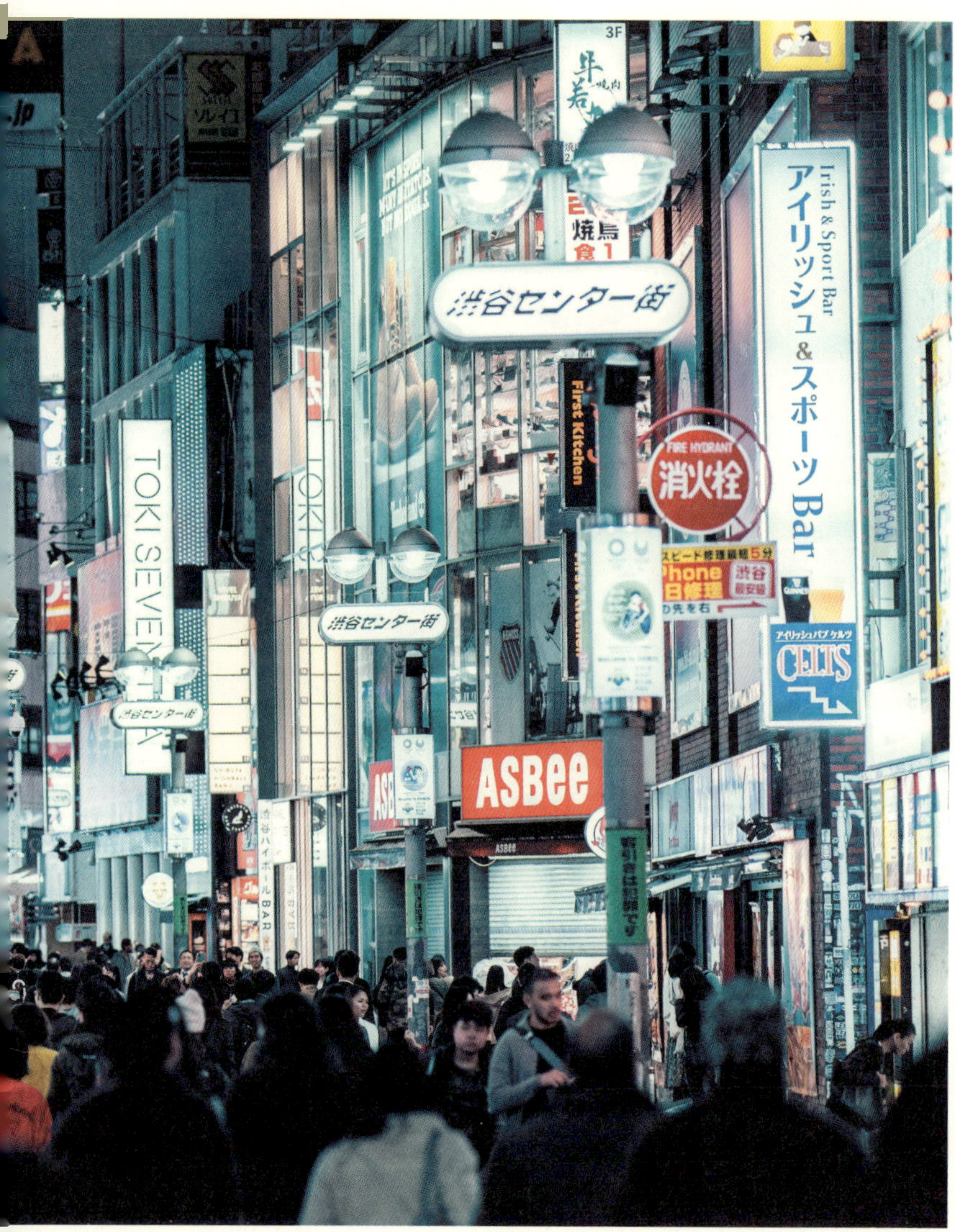
3F
焼鳥
渋谷センター街
Irish & Sport Bar
アイリッシュ&スポーツBar
First Kitchen
FIRE HYDRANT
消火栓
Phone
アイリッシュパブ ケルツ
CELTS
ASBee

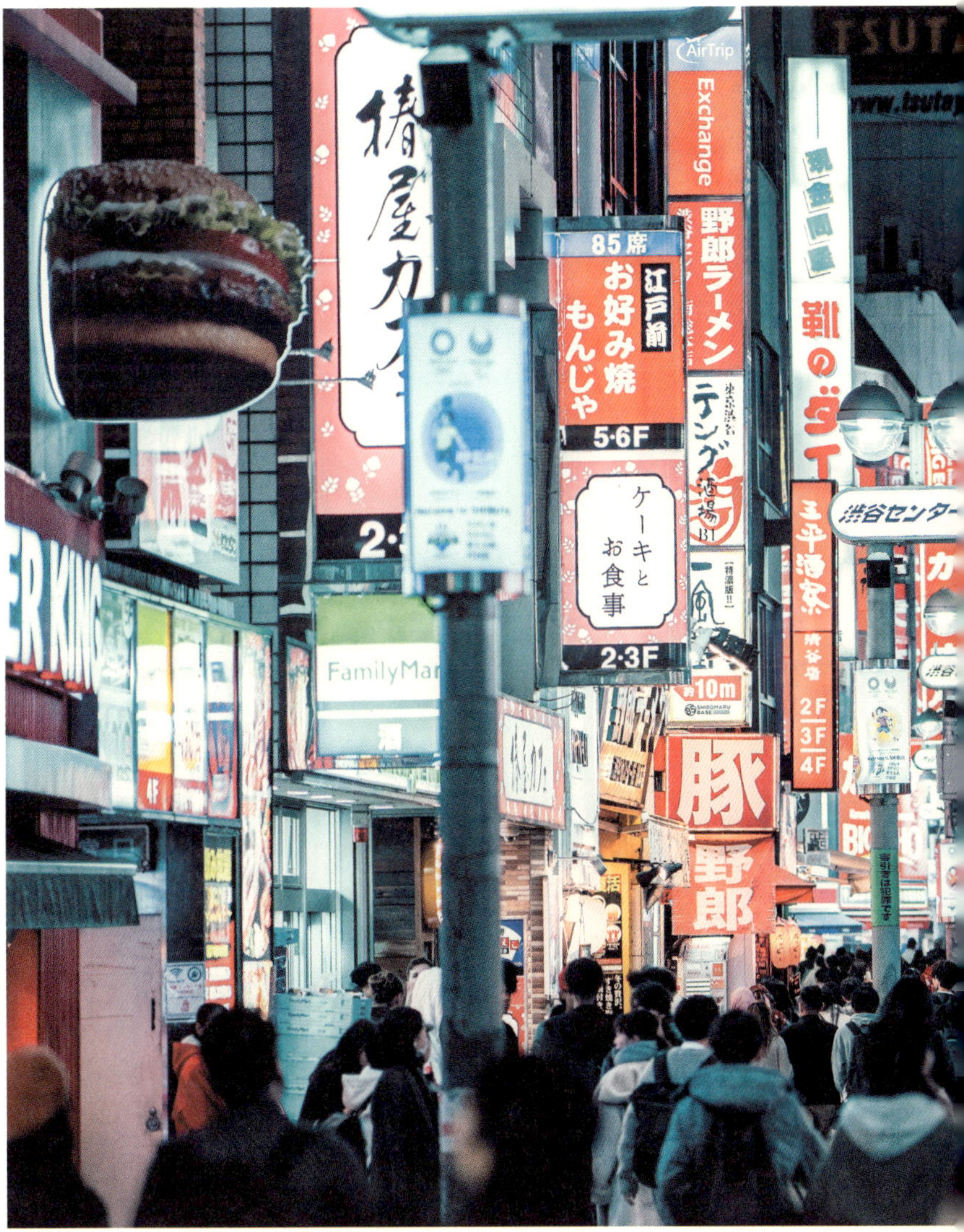
AirTrip
Exchange
野郎ラーメン
85席
江戸前
お好み焼
もんじゃ
5·6F
ケーキと
お食事
2·3F
テング酒場
豚
野郎
三平酒家
渋谷店
2F
3F
4F
渋谷センター

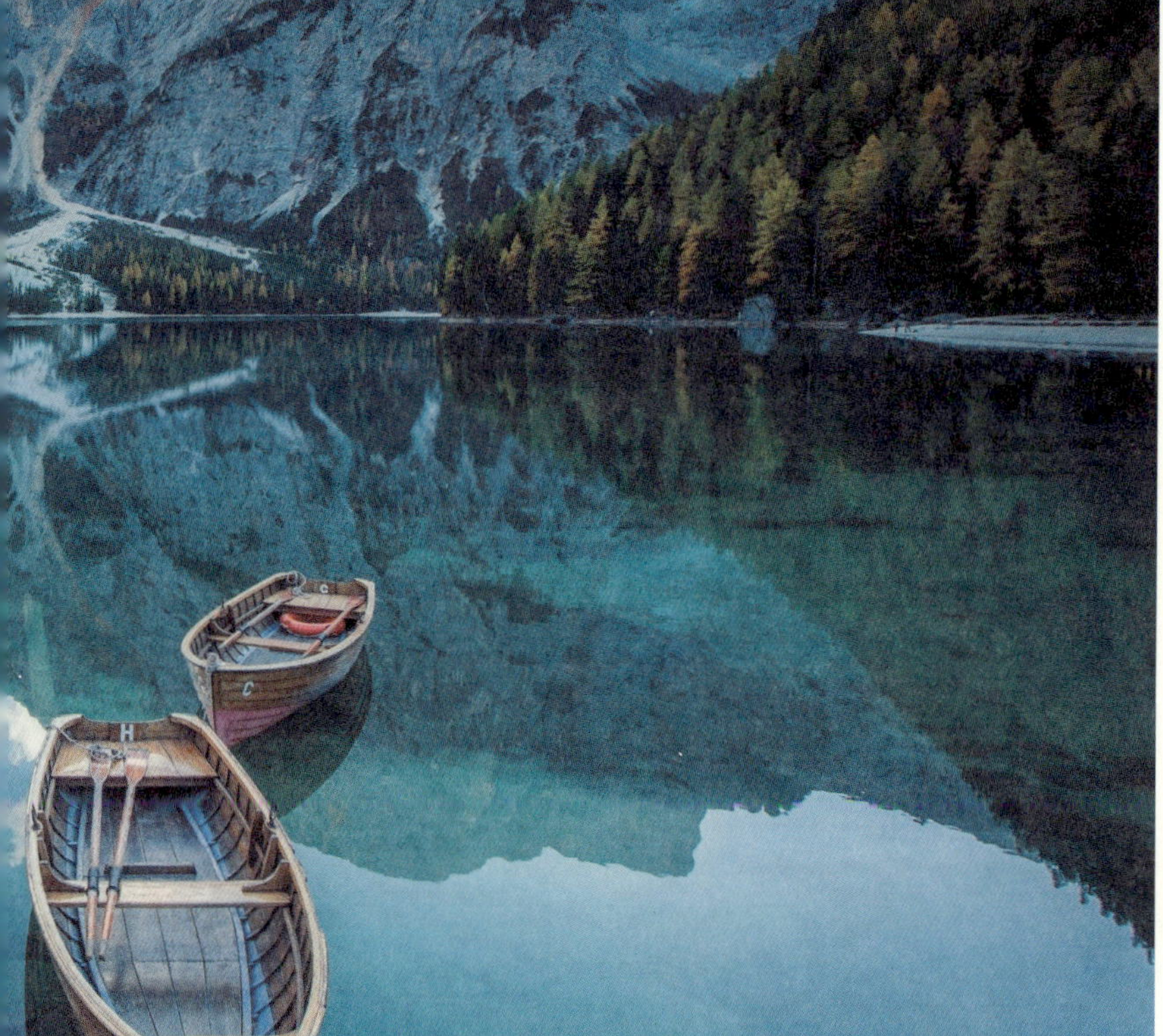

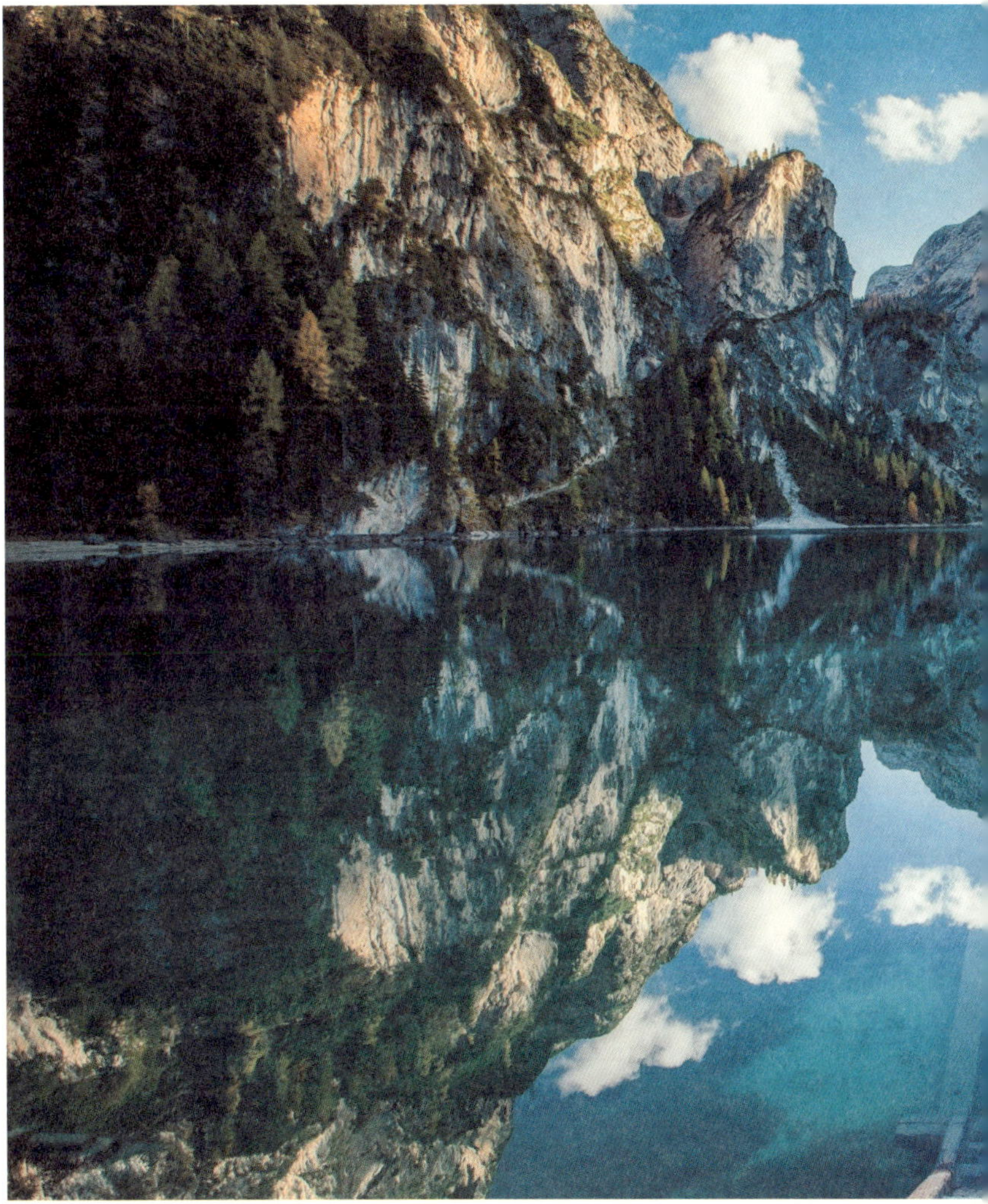

いかがでしょうか。1枚目と2枚目の写真で、内側で感じる感覚が違うことに気づきましたか?

1枚目の街中の写真は、多くの方が、ざわつき感、にぎやかさ、落ち着きのなさなどを感じるでしょう。一方、2枚目の写真では、多くの方が、静けさや解放感、広さなどを感じるでしょう。

あまりわからないという方もいるかもしれませんが、それほど強い感覚ではなく、なんとなく感じる程度です。言葉で説明できなくてもかまいません。何が違うかはハッキリしないけど、なんとなく違う。その程度でかまいません。

見る対象によって内側で感じることが微妙に変わる。これが「内側と外側の連動」です。

◇自然の中では連動を感じやすい

このような連動は、常に起きています。見えるもの、聞こえる音、ふれたもの、天気、場所、人の多さなど、様々な条件によって内側の感覚が絶えず変化しているのです。普段、私たちは内側の感覚にあまり意識を向けていないため、この変化になかなか気づきません。しかし、よく意識してみると常にそれが起きていることがわかります。

自然の中で過ごすと、この連動がとてもわかりやすいです。一方、街中は思考を刺激するものが多いため、思考に意識をとられ、内側の感覚はわかりにくくなります。自然の中には思考を刺激するものが少ないため、思考に邪魔されずに内側の感覚を感じやすいのです。

ぜひ自然の中に行き、内側と外側両方に意識を置きながら、ゆっくりと過ごしてみてください。場所や、見たもの、聞いた音などによって内側の感覚が変化していくのを、じっくりと味わってみてください。そうすることで、これまでとは比べ物にならないほど深く自然を感じることができるでしょう。

感覚を受け取る

森林療法の二つ目のコツは、「感覚を受け取る」ことです。

感覚を感じようとすると、多くの方は自分から感覚を「取りにいこう」とします。するとつい力んでしまいます。例えば、植物をよく見ようとすると、姿勢が前のめりになり、体が緊張し、呼吸が浅くなります。すると、がんばって見ているのに、イマイチ深く感じられない、となりやすいです。

感覚を感じるには、感覚を取りにいくのではなく、向こうからやってくる感覚を「受け取る」スタンスがおススメです。例えば植物を見るとき、がんばって見にいくのではなく、リラックスして視線をそっと植物に向けます。すると植物が自然に目に入ってきて、見えます。

視線をガッチリと固定したり、ギューッと視野を絞ったり、しっかり記憶しようとする必要はありません。視線をそっと置いておくだけで、自然に見えるのです。

音を聞くときも同じです。がんばって音を聞きにいこうとするのではなく、ただ音に耳を澄ませます。音がやってくるのをただ待つのです。待っていると自然に音が聞こえ

感覚を受け取る

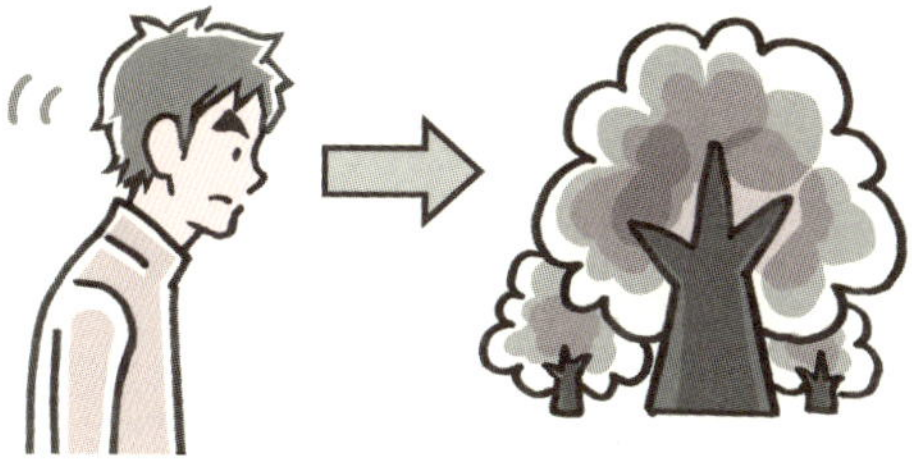

取りにいく

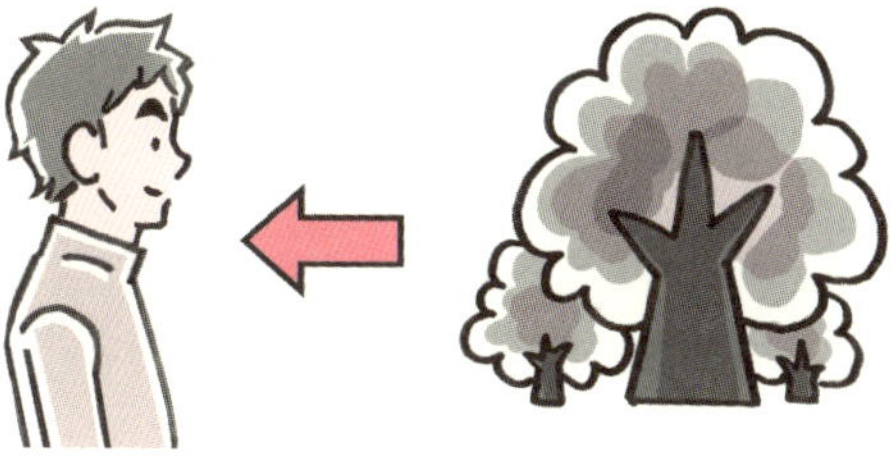

受け取る

てきます。

体感覚も同じです。例えば、手のひらの感覚を感じる場合、グーっと手のひらに意識を集中させて、がんばって感じようとするのではなく、そっと手のひらに意識を向けて待っていると、自然と感覚が現れます。

がんばって前のめりに取りにいくスタンスだと、すぐに疲れてしまいます。リラックスして感覚を感じましょう。

◇ガードをゆるめる

私たちは、感覚をオープンに受け取ることに、若干の抵抗を感じることがあります。すべてを無防備に受け入れてしまうことに怖さを感じ、感覚をガードしようとするのです。それはごく当たり前の反応です。

もし抵抗があることに気づいたら、「抵抗があるな〜」と自覚して、少しゆるめてみましょう。できる範囲でＯＫです。ゆるめると、より感覚がたくさん入ってくるようになります。

抵抗感が感覚をガードする

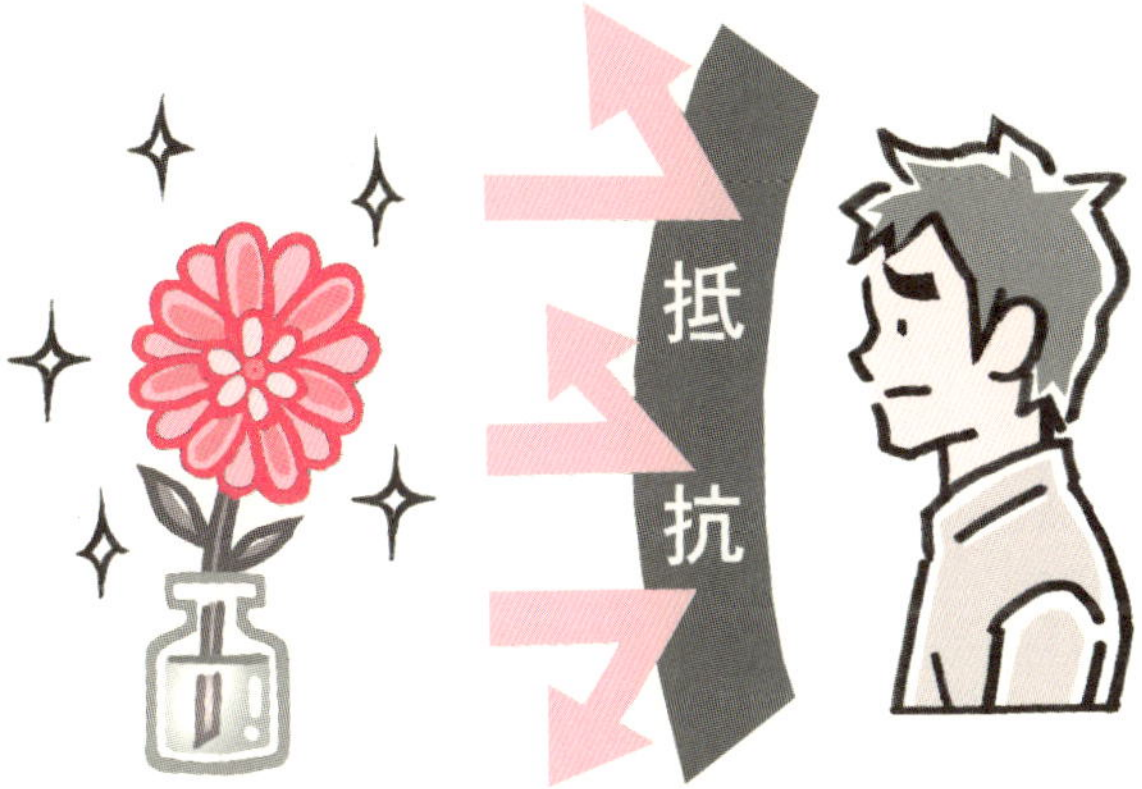

抵抗に気づいたら少しゆるめてみる

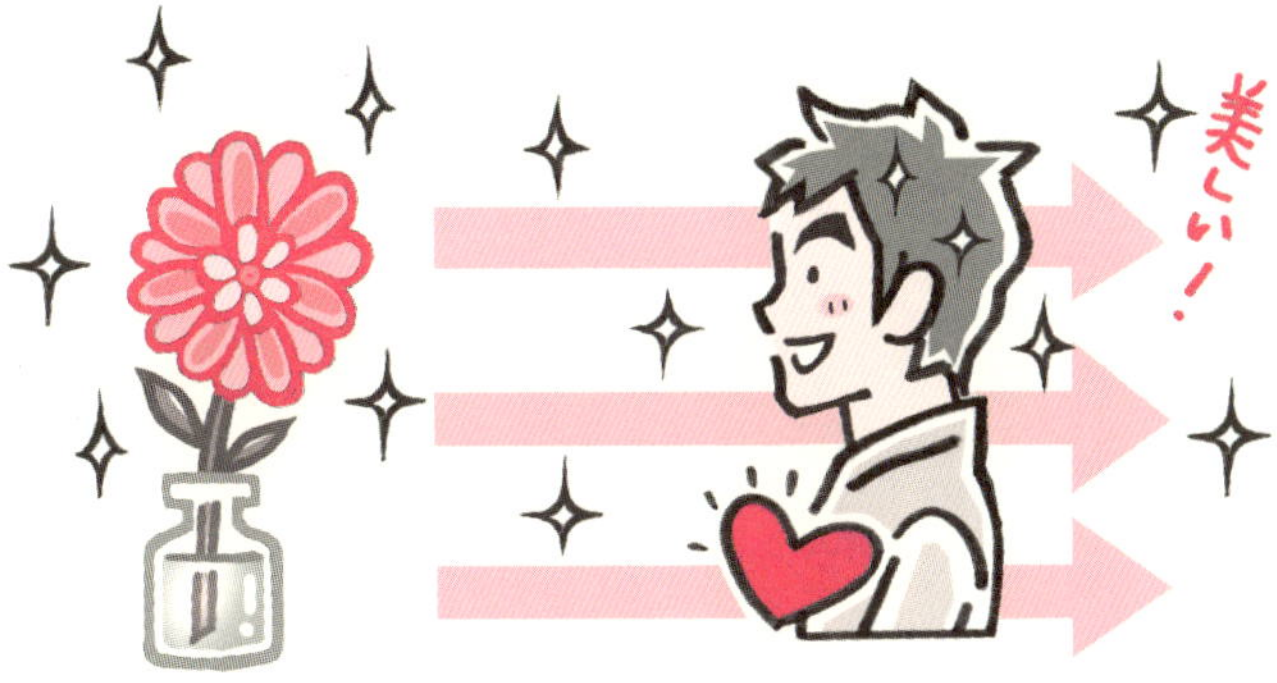

★ワーク　対象をリラックスして受け取る

❶見る対象を決めます。なんでもいいです。家の中なら机や椅子などの家具でもいいですし、果物やパンなどの食べ物でもいいです。屋外なら建物や植物などでもいいです。ただし、思考を刺激するものは避けます。パソコンやスマホ、テレビや本などは避けましょう。

❷対象に視線をそっと向けます。対象に視線を置いたまま「対象をがんばって見にいく」と意識してください。目から対象に矢印が向かっていくイメージです。対象に狭くグーッと焦点を絞り込むイメージです。10秒ほど続けます。

❸「がんばって見にいく」と意識するのをやめます。視線はそのまま対象に向けておきます。そして「対象がやってくるのを受け取る」と意識してください。ただぼんやりと視線を対象に置いておき、対象がやってくるのを待つイメージです。受け身の姿勢で、

リラックスしてただ受け取ります。

④心や体に抵抗感があったり、力が入っていることに気づいたら、その抵抗感を手放し、力をゆるめます。その抵抗感や力が、感覚をガードする壁になります。ガードをやめて、オープンに受け取ってみましょう。抵抗感や力を感じなければ、特に何もしなくてＯＫです。

⑤30秒ほど続けます。

いかがでしたか？「がんばって見にいく」のと「対象を受け取る」の違いが感じられたでしょうか。「対象を受け取る」ほうがよい見方です。はじめはわかりにくいと思いますので、頭で考えすぎずに、何度かやってみてください。

背中から見る

森林療法で大切な三つ目のコツは、「背中から見る」です。これは二つ目の「感覚を受け取る」とよく似たコツです。

普段、私たちの意識は、体全体に広がっているのではなく、顔の辺りに集中していることが多いです。

顔は体の中で最も気になる重要なパーツなので、そこに意識が集中しやすいのです。顔以外の部分、例えばお腹や背中や足などに、意識が集中していることはあまりないでしょう。

「目の前の対象をがんばって見よう」とすると、より強く顔に意識が集中します。

そして、意識はさらに顔から前に出て、対象に突っ込んでいきます。すると、意識が対象や顔にばかり集中し、体の内側の感覚が感じられなくなります。これはよくあるパ

前のめりな意識

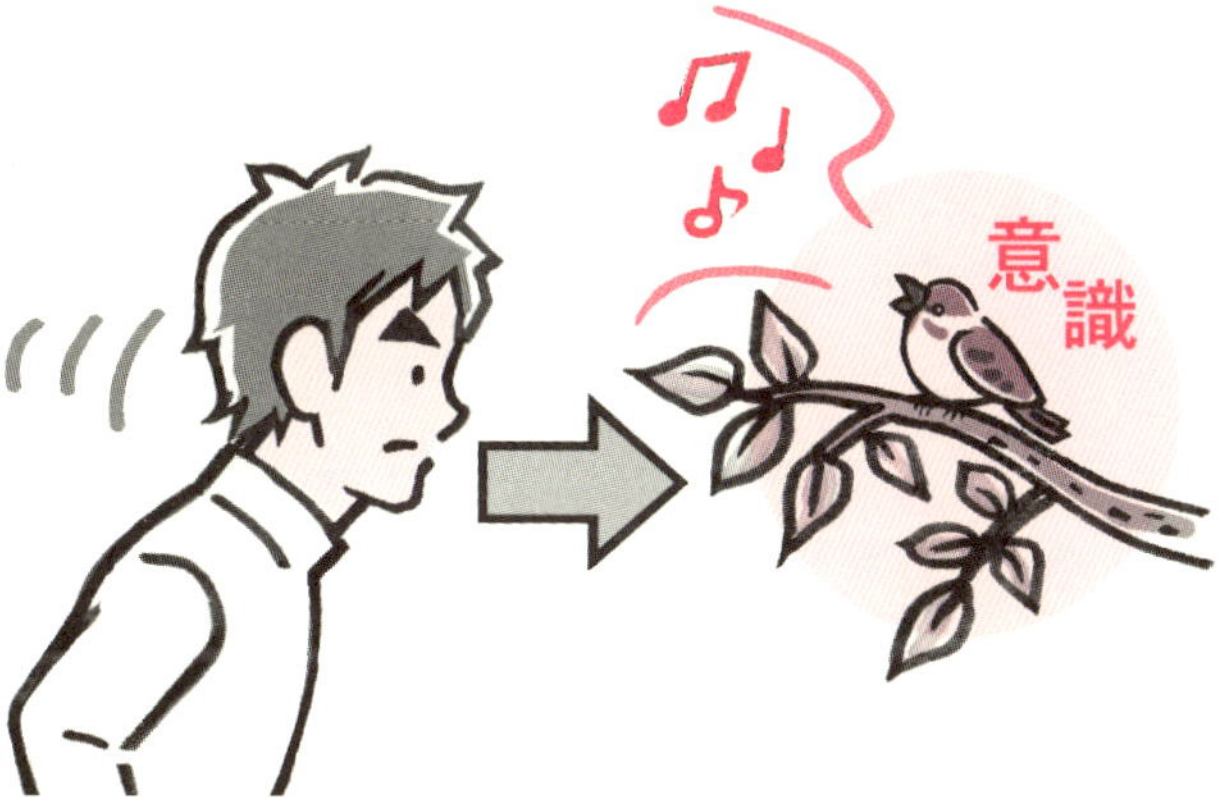

意識が対象や顔ばかりに集中してしまう

ターンです。

そうなると、しっかり見ようとしているのに、どこか空回りした感じになります。それは、最も大切な「内側の感覚」が意識から抜け落ちてしまっているからです。

そんな時は、意識を少し後ろ側、下側に引くようにイメージしてみましょう。顔に集中していた意識を後ろ側、背中のあたりに置いて、背中から対象を見るイメージです。

こうすると、外の対象を「取りにいく」のではなく、「受け取る」スタンスになりやすいです。内側を感じながら外側を見る

背中から見る

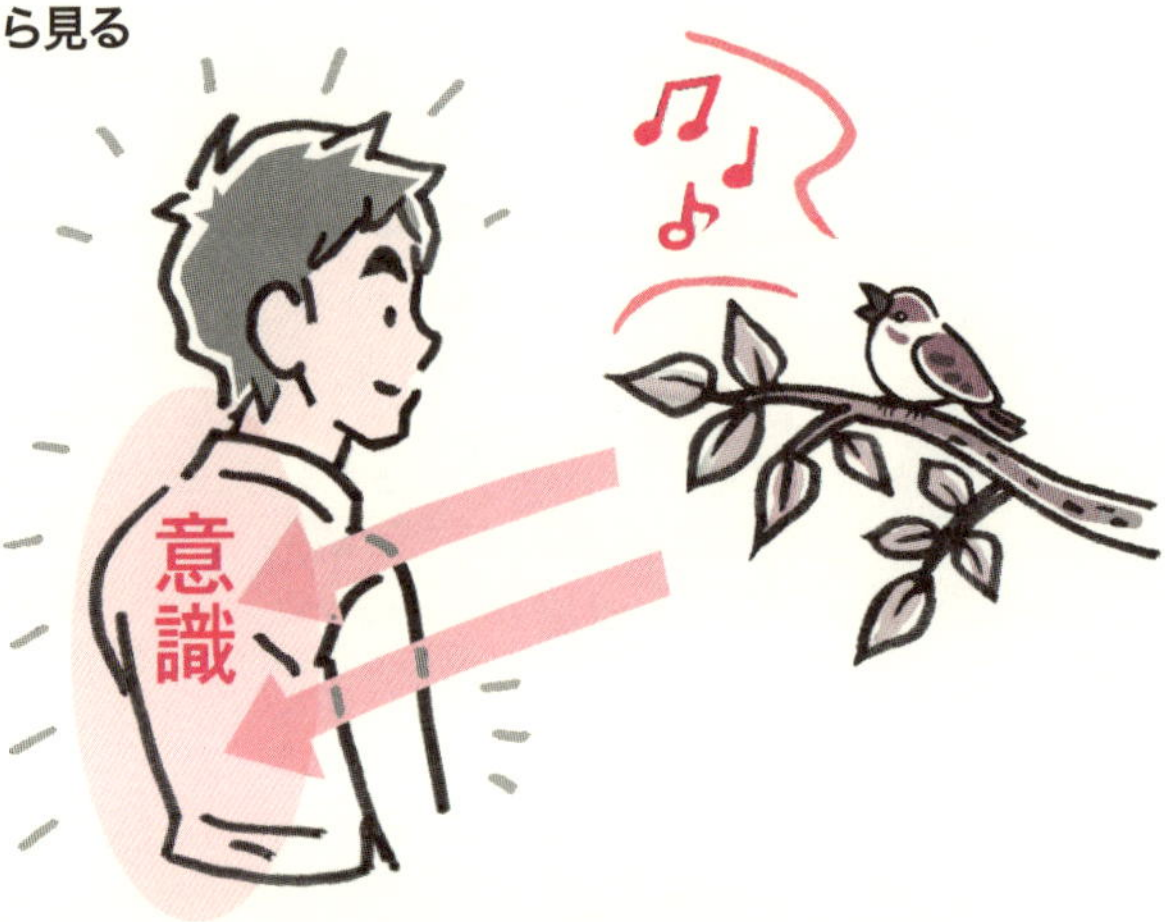

背中から体で景色を受け取るイメージ

ことが、やりやすくなります。

例えば景色を見ている時、顔に意識が集中していると、その意識が壁のようになり、景色をはじき返してしまいます。景色が体の内側に入ってきません。しかし、背中あたりに意識を置くと、景色が体の内側に入ってきて、体全体で景色を見ているような体感になります。まるで、景色をじっくりと味わっているような体感です。

意識を強引に後ろに引っぱるというよりも、前のめりな意識を、少し後ろに戻してやる、くらいのイメージでやってみてください。

★ワーク　背中から見る

❶リラックスして座ります。目の前がすぐに壁などではなく、少し空間のある場所がおススメです。

❷顔の前に意識を集中させて、グーっと目の前を見ます。

❸顔に集中している意識を、少し下側、後ろ側にもぐらせます。背中辺りに意識を置き、そこから広く目の前の空間を眺めます。顔の前で外の世界をガードせずに、意識を後ろに引いて、オープンに受け入れるイメージです。

❹30秒ほど続けます。

二つの見方で感覚に違いは感じられたでしょうか。背中から見る見方だと、感覚が体に入りやすくなります。何度かやってみてください。

森の自然を感じる実践ポイント

自然を深く感じるのに最も重要なコツは、「内側と外側の連動」です。内側を感じながら外の世界に意識を向ける、ということです。

例えば、神社に行って巨大な御神木を眺めると、「お～すごいな」と圧倒感を感じたり、畏敬《いけい》の念を感じるかもしれません。小さな若木を見ると、かわいらしさや安心感を感じるかもしれません。それらは「内側の感覚」です。その感覚を意識することが大切です。

赤いバラを見ると、パッとした華やかさが感じられるかもしれません。青い花を見れば爽やかさを感じるかもしれません。流れる川を見れば、涼しさや清々しさを感じる

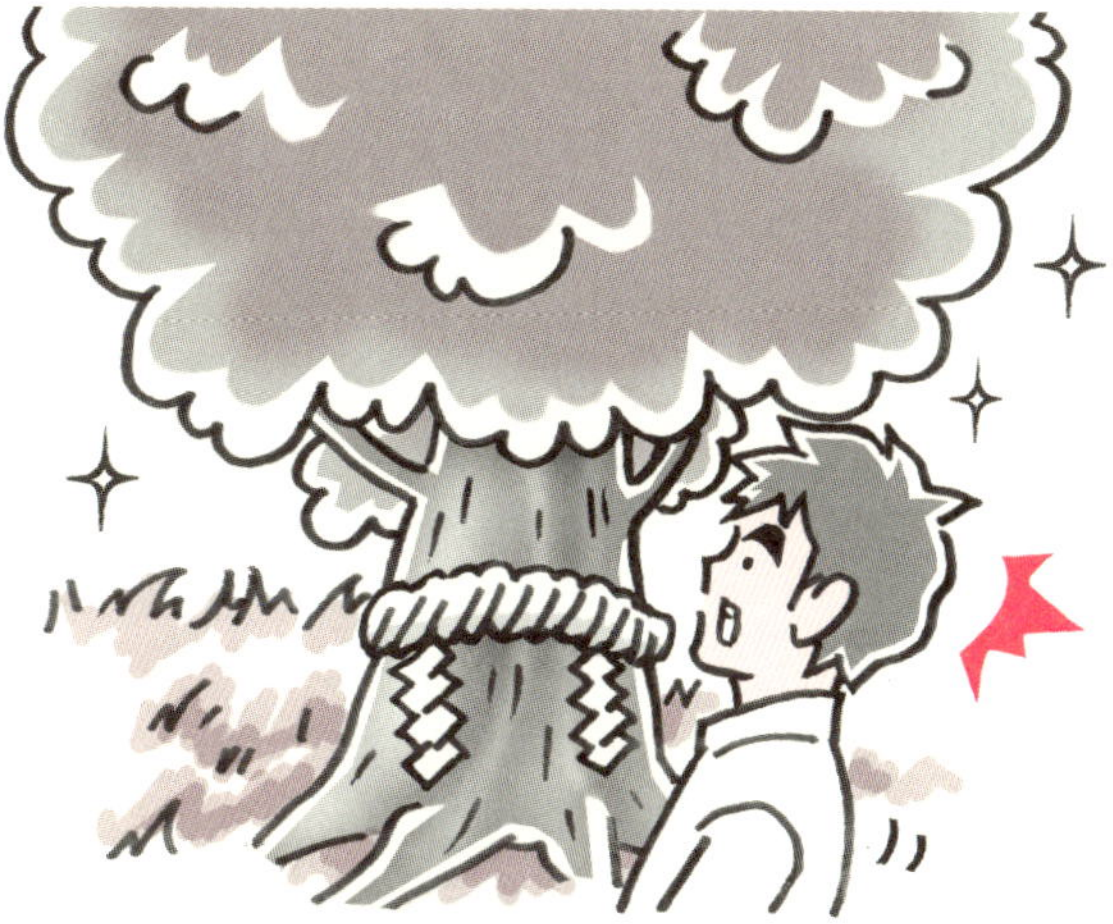

内側の感覚を意識することが大切

かもしれません。広い空を眺めれば、解放感を感じるかもしれません。岩を見れば、ズシリとした安定感を感じるかもしれません。

このように、自然の中でさまざまなものを眺め、聞き、触れながら、内側で感じる感覚を味わってみましょう。やってみると、見たり聞いたり触れたりする対象が変わると、内側の感覚も変わることがわかります。強い感覚でなくてもかまいません。言葉で表現できなくてもかまいません。普段は見過ごしてしまうような、ごくわずかな感覚でいいのです。

なんとなく感じる程度で十分です。気合

を入れすぎず、リラックスしながら、ふんわりと内側に意識を残しつつ、外の世界を感じていきましょう。

森の中ではゆっくり過ごす

自然の中を歩くスピードは、ゆっくりがいいです。私がやる時は、50メートルを30分以上かけて歩くくらいのスピードです。何か目に留まるものがあれば立ち止まり、じっくりと眺めます。そして少し歩き、また立ち止まり、眺めたり、触れたり、聞いたりします。時にはベンチに座って10分くらいのんびりします。

ゆっくり歩くことで、内側の感覚を意識しやすくなります。逆に、急ぎ足で歩くと内側の感覚がわかりにくくなるでしょう。

普通の速度で歩く場合は、一つ一つの対象物を見るというよりも、周りの全体的な空気感や雰囲気を感じるようにすると、やりやすいです。

場の雰囲気を感じる

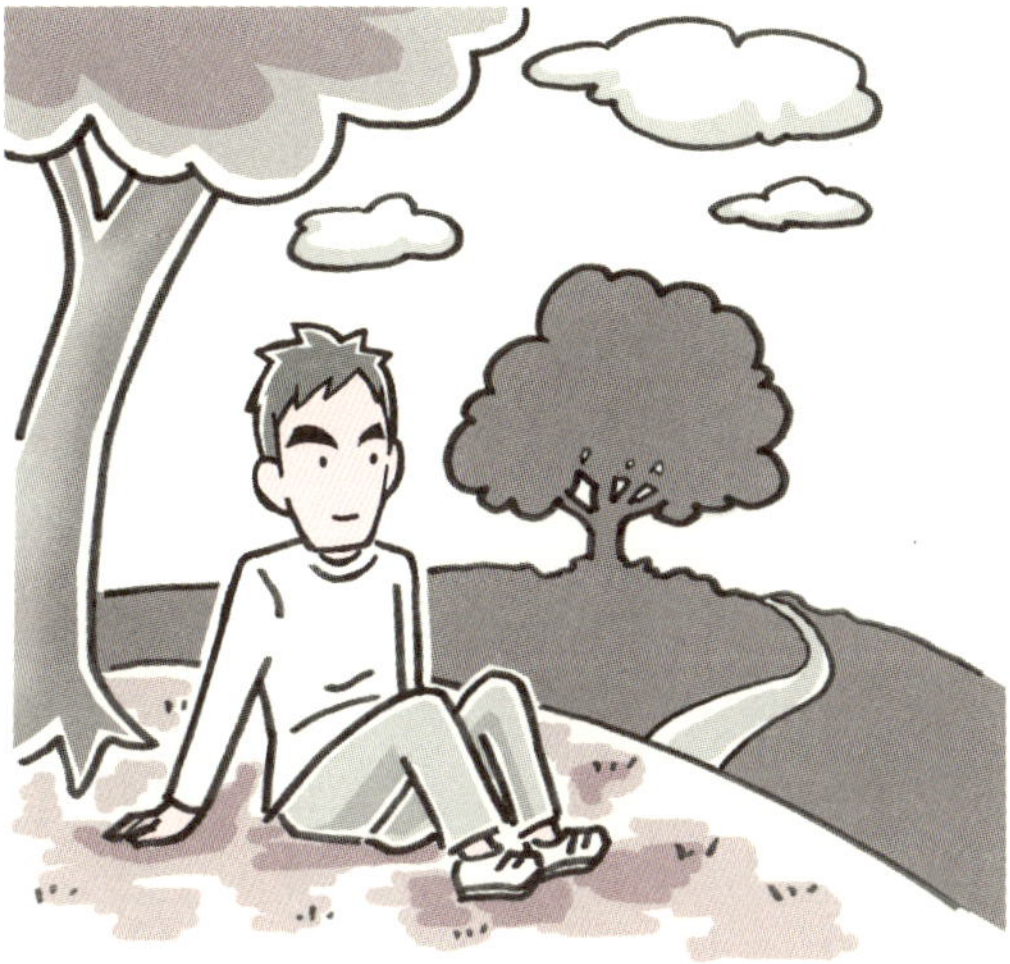

同じ場所でも、天気や時間帯、季節によって雰囲気はまったく変わります。

場の雰囲気を感じる

場所には固有の雰囲気があります。高い木々に囲まれた神社の参道、広い原っぱ、賑やかな街中、静かで落ち着いた庭園、日差しが差し込む空間など、場所ごとに独特の雰囲気があります。実はその雰囲気とは、その場所で私たちが内側で感じる感覚のことです。それが雰囲気や空気感と呼ばれるものの正体です。

雰囲気や空気感というと、外側の話だと思ってしまいますが、実は内側の話なのです。もし内側の感覚がなければ、場の雰囲気や空気感もありません。雰囲気や空気感は、自分の内側を通して感じるものなのです。

同じ場所でも、天気や時間帯、季節によって雰囲気はまったく変わります。内側で感じる感覚が変わります。その違いも自覚できるといいですね。

森の中では目的地を目指さない

「公園を端から端まで全部見て回ろう」とか「あの場所に行こう」などのハッキリした目的を設定しないほうがいいです。

目的を意識すると、頭の中が目的でいっぱいになり、今ココの感覚がわかりにくくなります。

例えば、駅に向かって急いで歩いていると、駅までの道のりで感じたことが、意識に入ってきません。頭の中は駅に行くことでいっぱいで、その過程は無視されてしまいます。

登山も同じで、頂上に着くことばかりを意識しすぎると、登っている途中の景色があまり意識に入ってきません。登ることで頭が一杯になってしまうからです。

森に行った時は、あまり目的地を意識しすぎず、今ココで見て聞いて感じていることに、意識を置いて過ごしましょう。

スマホや電子機器は見ない

これはかなり重要なポイントです。スマホは見ないようにしましょう。スマホは左脳を強く刺激し、右脳優位な意識をぶち壊してしまいます。

景色が美しかったとしても、写真を撮ろうとはせず、そこで感じている感覚のほうを大切にしましょう。可能ならば、スマホの電源を切ったり、ロッカーに入れてしまったりして、見れないようにしておくのが確実です。

少し見るだけなら大丈夫だと思うかもしれませんが、少しだけのつもりでも、スマホ

スマホは意識を引っぱりこむ

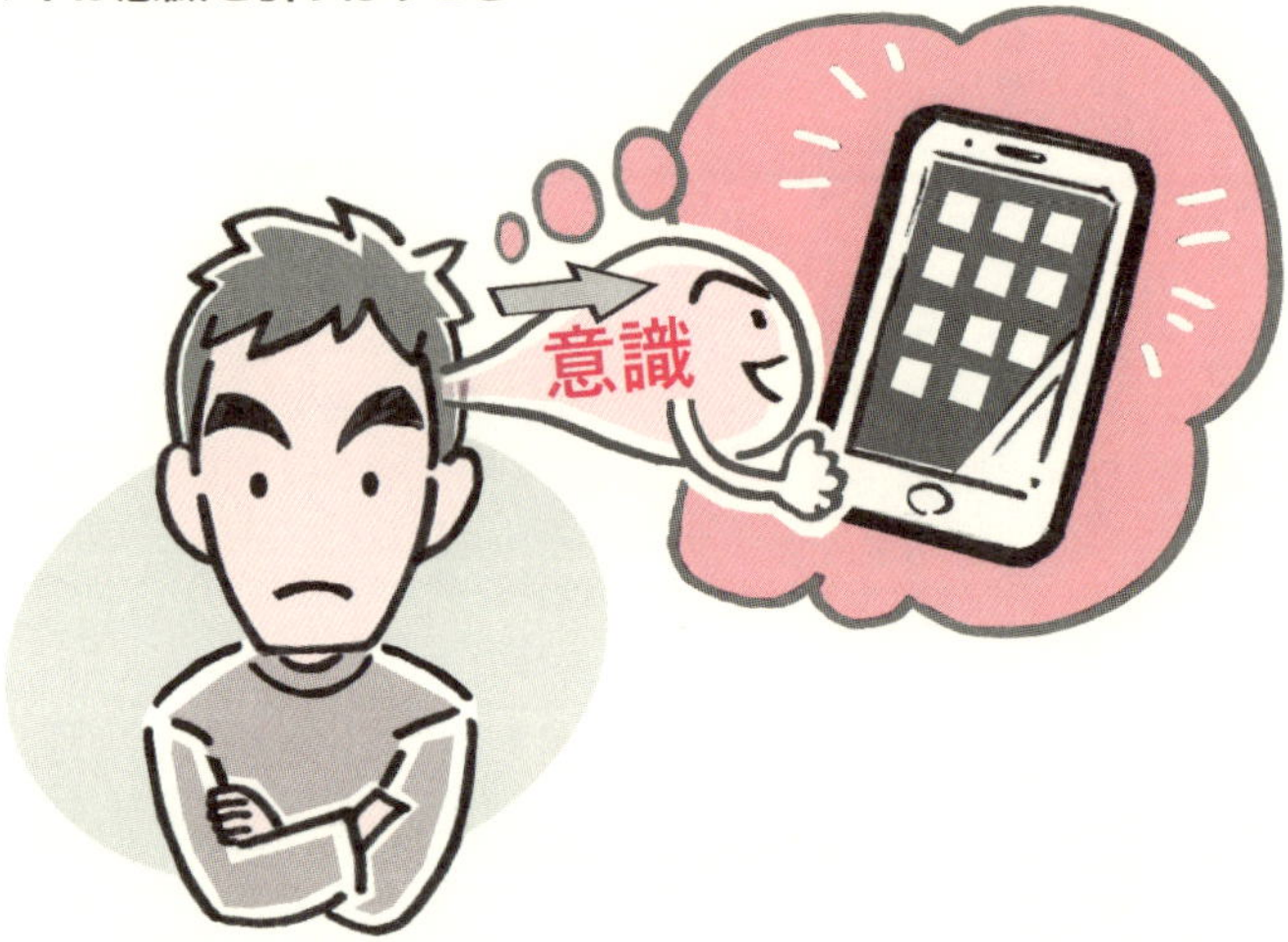

はすぐに私たちの意識を引っぱりこんで、ガッチリとらえてしまいます。一度スマホを見始めると、しばらくやめられません。

スマホの普及によって、私たちの意識はより左脳過剰になりました。ちょっとした隙間時間でもすぐにスマホを見てしまうため、感覚を感じるヒマがなくなってしまいました。意識を休めるヒマもなくなってしまいました。

森にいる間だけは、スマホから離れる時間にしてみましょう。

思考が出てきても気にしない

自然の中にいても思考は出てくるでしょう。それはもう仕方がありません。思考を無理やり抑え込もうとして、思考との戦いにならないようにしましょう。思考が出てきたら「思考があるな～」と気づき、再び感覚に意識を戻します。戦うというよりは、「気づいて手放す」です。

単発で出てきた思考にはたいして害はありません。ただ気づいて、それ以上深追いしないようにしておきましょう。連想ゲームのように次々と思考を続けてしまわなければＯＫです。思考が連続して続いていく場合は、木や植物などをパッと見て、そこに意識を向けると静まりやすいです。

森の中の滞在時間

自然の中では、1時間くらい過ごせるといいですね。理想的には2〜3時間過ごせるといいですが、1時間でも十分効果があります。時間がない場合は、30分でもOKです。

頻繁に時計を見て時間をチェックしすぎないほうがいいでしょう。時間の流れは左脳がつくり出しています。時間を気にすると左脳が働きますので、あまり気にしすぎず、必要最低限の時間チェックに留めておくといいでしょう。

退屈を嫌がらない

長時間、一人でスマホも見ずに自然の中にいると、退屈になるかもしれません。しかしその時、スマホを見たりすぐ帰ったりはせずに、自然の中に留まり続けてみてください。

退屈感を嫌がらないようにしましょう。退屈感も内側の感覚の一種です。退屈感がどんな感覚なのか、少し観察してみましょう。

退屈感を嫌がり、慌てて解消しようとはせず、退屈感と共に自然の中で過ごしてみてください。退屈感は悪いものではありません。自然の中に長時間いたので、左脳に思考のネタが与えられず、ネタ切れを起こしているのです。むしろ上手くいっているということです。

退屈感と共に自然を感じ続けていると、そのうち退屈感から抜けるタイミングが来ます。そこを抜けられると、より右脳優位な世界に入っていきます。退屈でもしばらく粘ってみましょう！

無理はしない

森林療法をしていると、強い疲労感や頭痛などが起こることがあるかもしれません。これは、一般的なセラピーや瞑想などでも時折見られる現象です。

特に、元々体調やメンタルの調子が悪い時は、そのような症状が出やすいかもしれません。体調が悪くなったら無理せず中断して、休みましょう。気合を入れてがんばりすぎずに、なるべくリラックスして行ってください。感覚を意識することに疲れたら、ただボーっとしているだけでもOKです。

また、思考を止めることにこだわりすぎるのも、よくありません。思考はなるべくしないようにしますが、完璧を目指さないでください。思考が出たら出たでOKです。思考が出たことに気づき、自分を責めず、慌てずに感覚に戻りましょう。

また、ネガティブな感情や不快な感覚が出てきても、無理に止めようとはせず、そのままにしておいて、同時に自然を感じていましょう。

森と人類の長いつき合い

ここで、森と人類の歴史について考えてみます。

人類が森で暮らしていた歴史

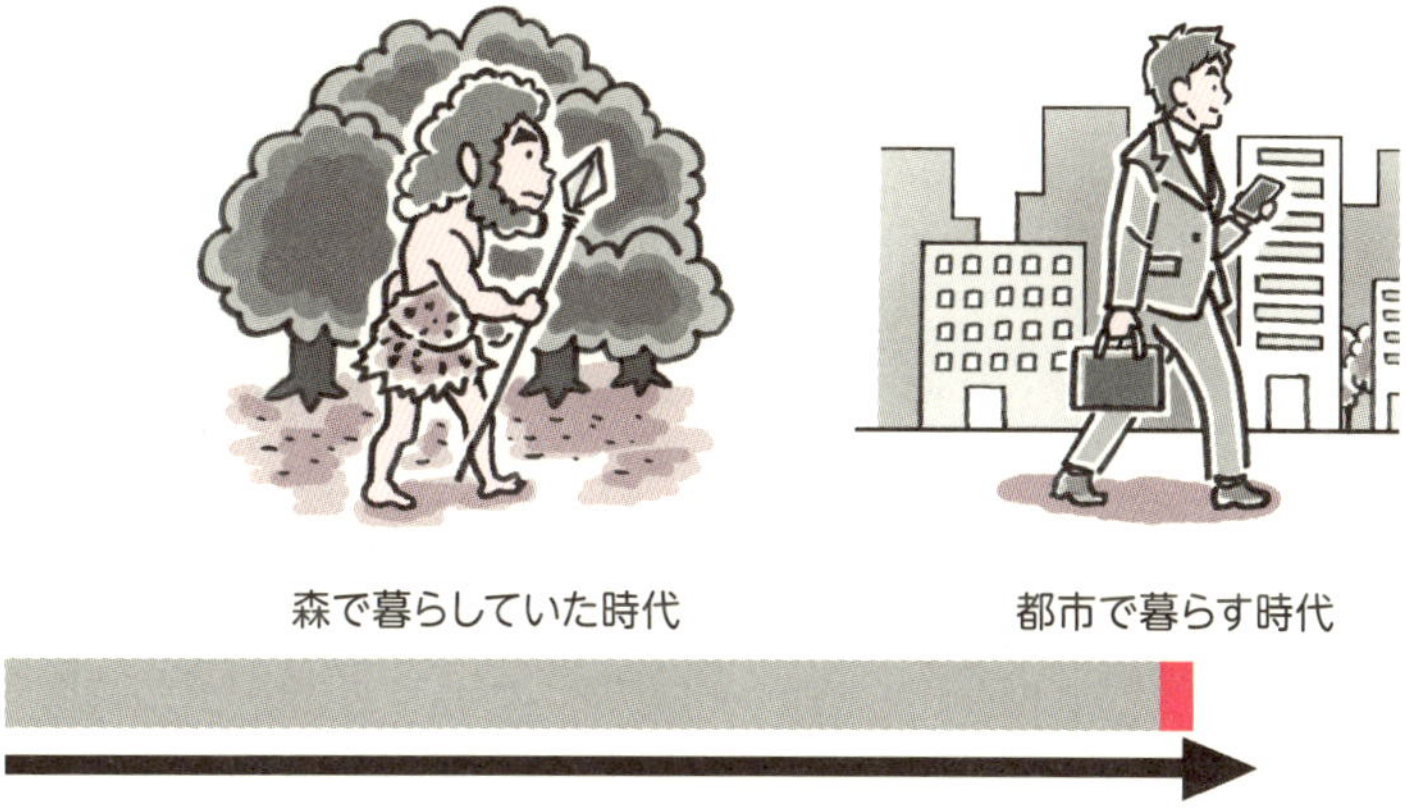
森で暮らしていた時代
都市で暮らす時代
人類の歴史

人類は数十万年前にこの地上に現れましたが、その長い歴史のほとんどを森で暮らしてきたといわれています。建物や人工物に囲まれ、森から離れて暮らすようになったのは、ここ数十年〜数百年のことです。人類の長い歴史からすると、ごく最近のことなのです。

長い間、人類は一日中森の中で過ごし、森を感じながら生きてきました。豊かな自然に囲まれ、スマホもテレビもない環境ですから、誰もが右脳優位な意識で生きていたでしょう。近代になって森から離れ、人工物やたくさんの情報に囲まれて生きている内に、思考過剰な左脳意識になってしまったのでしょう。

人類の歴史の中では、右脳優位な期間がとても長かったため、もともと人類の脳は、右脳優位な意識に対応しているはずです。

そのため、森や自然の中で過ごしていると、徐々に昔の感覚が戻ってきて、意識が切り替わっていきます。訓練して新たに右脳優位な意識をつくり出すわけではなく、昔使っていた意識に戻っていくだけです。元々、誰の頭の中にも右脳優位な意識が備わっているのです。

確かに、現代人が森でずっと生活するのは無理でしょう。しかし、一時的にでも森で右脳優位な意識を体験することで、左脳に偏った意識が修正され、よりバランスの取れた本来の意識を取り戻すことができるはずです。

マインドフルネスと森林療法の組み合わせ

マインドフルネスと森林療法は、やり方は違いますが、本質的にはとても似ています。どちらも、思考から離れて感覚に意識を向け、今ココに留まるための方法です。それぞれの特徴を活かし、上手に組み合わせることで効果を得ることができます。

森林療法では、短時間で右脳優位な意識を体験することができます。森という環境の力を使って、左脳を静め右脳を活性化させることができます。勘のよい人であれば、半日ほどで右脳優位な意識を体験できるかもしれません。

一方で、マインドフルネス瞑想は、日常で右脳優位な意識をコツコツと磨き、安定させるのに役立ちます。森の力を借りて、一時的に右脳優位になっても、日常に戻ると元に戻ってしまうことはよくあります。森の力を借りなくても、日常で安定して右脳優位な意識を維持するには、マインドフルネスが有効です。

休みの日や時間の取れるときに森に行って、右脳優位な意識を体感すること。そして日常でコツコツと瞑想を続けて安定させていくこと。その二本立てが効果的です。

第4章

日常に右脳優位な意識を浸透させる

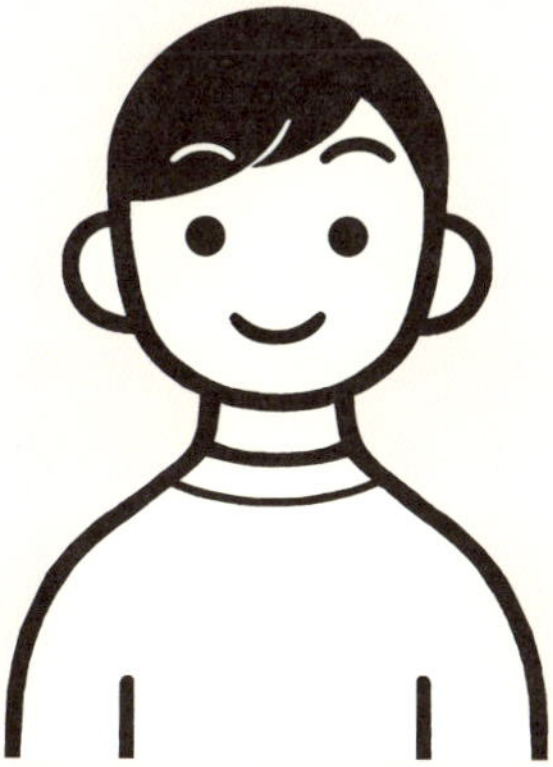

日常の中で右脳を活性化させる

森林療法や瞑想に取り組むことで、思考（左脳）を静め感覚（右脳）を活性化させることができます。しかし、森に行ったり瞑想をしたりした時だけそうなって、日常に戻ると元に戻ってしまう人は多いです。一時的なものではなく、日常に右脳優位な意識を浸透させていくには、どうすればいいのでしょうか。ここでは、そのやり方をお話しします。

ポストメディテーション

マインドフルネスのパートでもお話ししましたが、日常生活中に瞑想を入れていく「ポストメディテーション」はとても効果的です。例えば、「呼吸を3回感じる」「五感に5秒意識を向ける」などのワークを、日常の中に細かく混ぜ込んでいくことで、右脳優位な意識が日常に浸透していきます。

初めから完璧にやろうとはせず、ちょっとだけでもいいので、気楽にやってみることが大切です。

例えば、「呼吸を3回感じる」を一日10回やると決めたとします。しかし、実際は5回しかできなかったとします。そこで、「あ～あ、できなかった……」とがっかりする必要はありません。5回しかできなかったとしても、5回できた自分を褒《ほ》めてあげましょう。完璧を目指さず、少しでもいいからやる気持ちが大切です。

ポストメディテーションの詳しいやり方は、第2章のマインドフルネスのパートに書いてありますので、また読んでみてください。

日常で自然を探す

森に行くのがよいとわかっていても、毎日森に行くわけにはいきませんよね。そこでよい方法をご紹介します。街中で自然を探してみるのです。

街中にも意外と自然はあります。街路樹が生えていたり、植え込みがあったり、花が植えてあったり。街中でも小さな自然はたくさんあります。森に行って右脳優位な意識を一度体験しておくと、街中にある自然がよく目に入るようになります。

東京23区内の人工的な街でも、街路樹や植え込みはそこら中にあります。そういった小さな自然を積極的に見つけてみましょう。そして、その自然を見つけた時に、自分の内側にどんな感覚があるのかを意識しましょう。

植物だけでなく、川や水路、噴水などもいいです。水の流れは感覚（右脳）を活性化させます。

また、街中で鳥の声が聞こえることもあります。その声を聞いてみましょう。空を見上げるのもいいですね。空はどこにでもあります。空を見上げ、雲を眺め、太陽の光を感じてみましょう。空を見上げると、気持ちが落ち着きます。

オフィスに観葉植物があったら、それを眺めるのもいいです。窓から差し込む朝日や夕日の輝きを眺めることも、感覚（右脳）を活性化させます。

ちょっとした自然を使って、どんどん右脳を活性化させていきましょう。

★ワーク　街中で自然を探す

通勤路や家から駅に向かう道など、普段よく通る道で自然を探してみましょう。

・草、木、花などの植物

街中で自然を探してみましょう

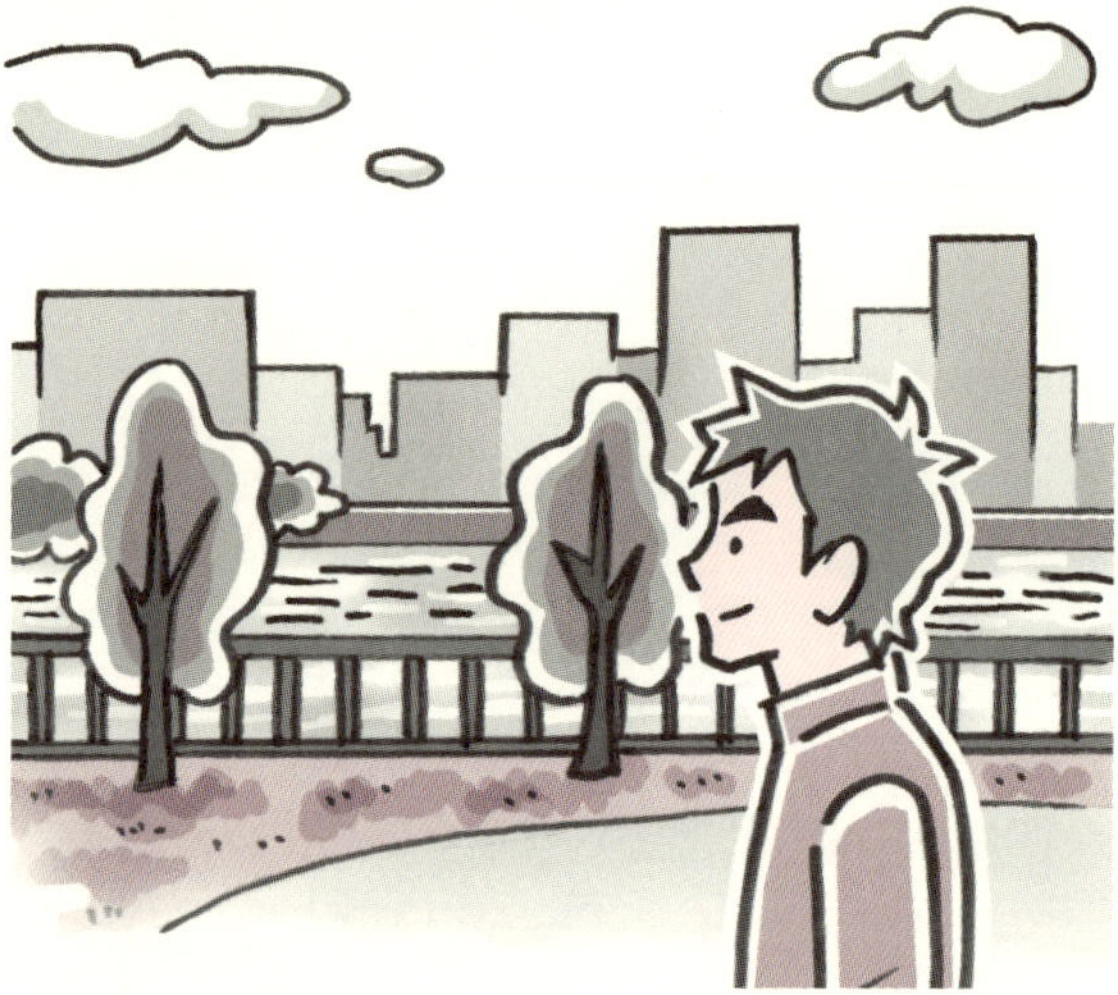

・水路や川、池、噴水などの水
・鳥や散歩中の犬などの動物
・空がよく見える場所
・公園
・土の地面

などなど。

普段より少しゆっくり歩いて、自然をいくつか探してみましょう。自然が見つかったら、それを10秒ほど眺めます。眺めながら、その時に自分の内側にある感覚、気分、雰囲気、印象などを感じてみてください。

ゆっくり動く

日常で右脳優位になるには、ゆっくり動くことが効果的です。目的に向かって急いで動いていると、「今ココ」から意識が離れやすくなります。例えば、急いで出かけようとすると、まだ体は家の中にいるのに、意識だけが先走り、玄関から出ていってしまいます。意識と体がズレてしまいます。そんな時はだいたい忘れ物をしたり、電気を消し忘れたりしますね。

逆に、急がずゆっくり動くと、自然に体の感覚が感じられ、「今ココ」に意識を置いておけます。

特別な訓練を積まなくても、ただ単純にゆっくり動くだけで、意識の状態は大きく変わります。時間に余裕がある時や、一人でいる時などに、ゆっくり動くことを意識してみましょう。最初はもどかしいかもしれませんが、ぜひやってみてください。

急ぐと意識だけが先走る

日常で右脳優位になるには、少しでもいいのでゆっくり動くことが効果的です。

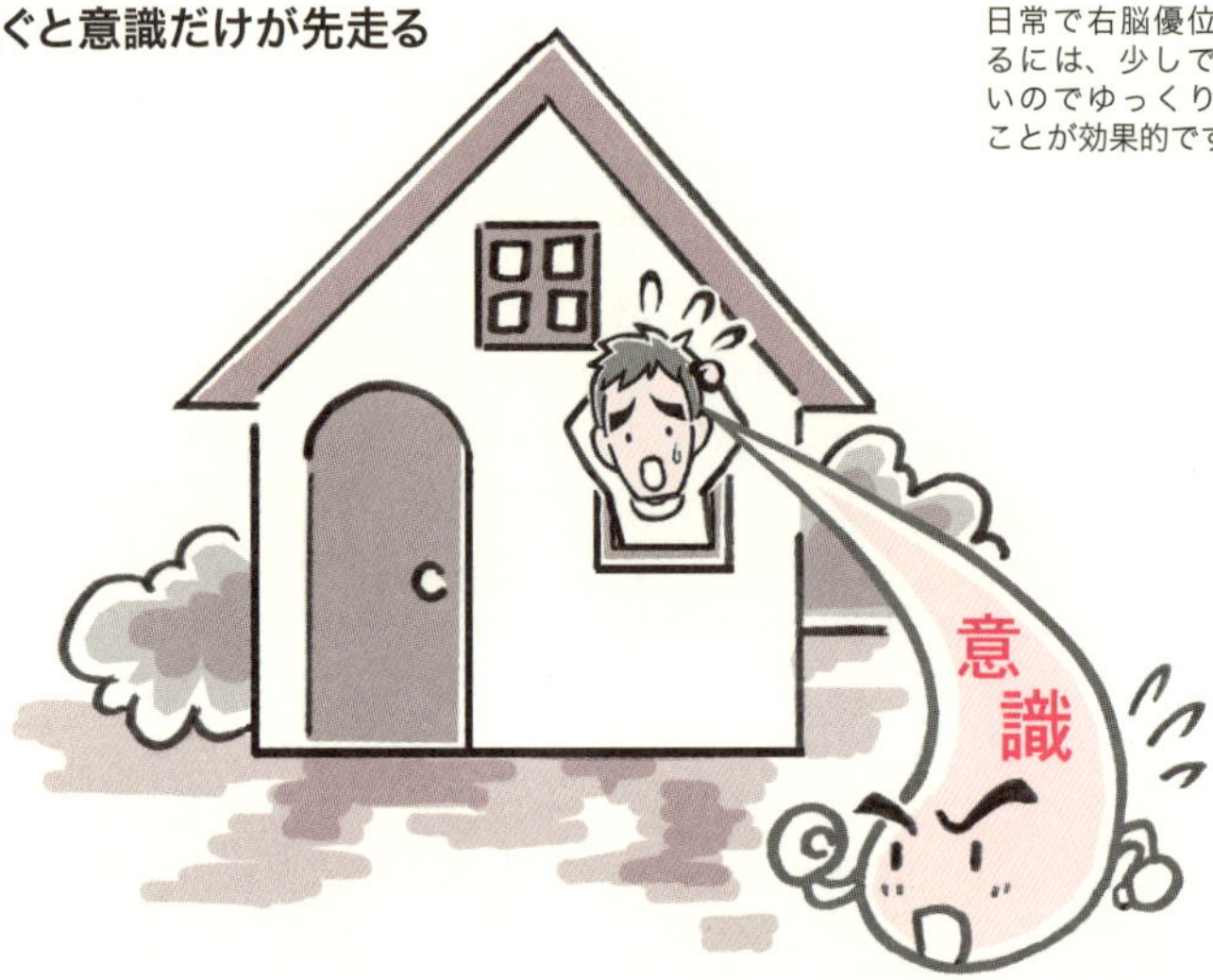

本当に急ぐべき時は急いでいいのですが、まったく急ぐ必要がない時でも、私たちはついクセで急いでしまいます。

例えば、仕事が休みで、特に予定もなく、急ぐ必要のない時でも、横断歩道の近くで、信号が赤に変わりそうになると、つい大急ぎで走ってしまいます。急ぐ必要はないのに、なぜか急いでしまうのです。

私たちは何事も「早くやらなければならない」「短時間で済ませなければならない」「効率よくやらねばならない」と刷り込まれています。忙しい現代社会では、それが当たり前になっていて、どんな時でも急いでしまいます。それでは右脳優位な意識にはなれません。

もし急がなくてもいい時間があったら、少しでもいいのでゆっくり動いてみてください。普段とはまったく違った意識を体験できるはずです。

★ワーク　ゆっくり動く

❶椅子に座ります。

❷ゆっくり椅子から立ち上がり、ゆっくり歩いて、何か適当なものを手に取ります。

❸それを持って、ゆっくり椅子に戻ってきます。

いかがでしょうか？　普段よりゆっくり動作するだけで、圧倒的に感覚を感じやすくなるはずです。立ち上がる際の足の感覚、歩いている感覚、ものを手に取る感覚、椅子に座る感覚などが、自然と意識に入りやすくなります。「今ココ」に意識を置きやすくなるでしょう。

何もしない時間を持つ

「ただ何もしない」

それだけで右脳は活性化します。普段私たちは常に何かをしています。何か目的を持ち、それを目指して行動しています。

平日の仕事中は仕事の目的に向かって行動し、休日は買い物に出かけたり、家事をしたり、動画やテレビを見たりと、さまざまな目的に向かって行動しています。何もしない時間はほとんどありません。

この「目的に向かって行動している」状態は、「今ココ」から離れやすい状態です。

目的に向かう時と何もしない時

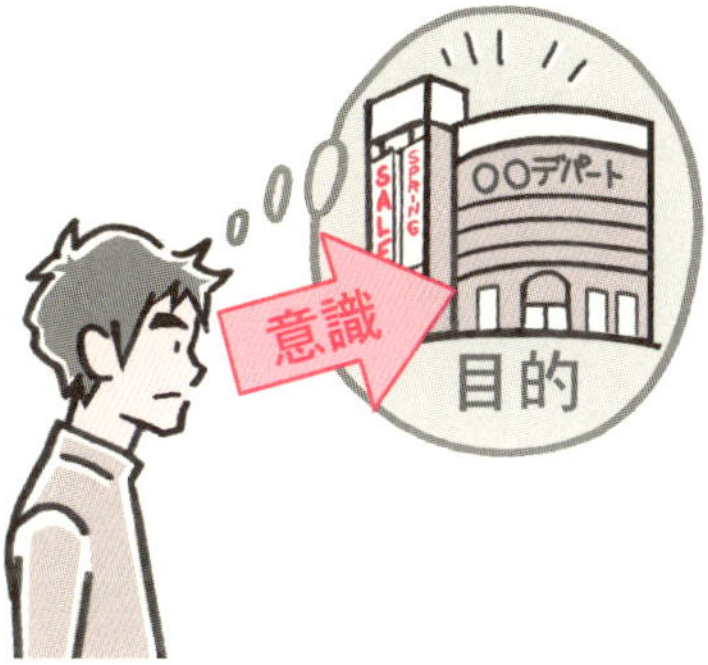

目的に意識が向かう

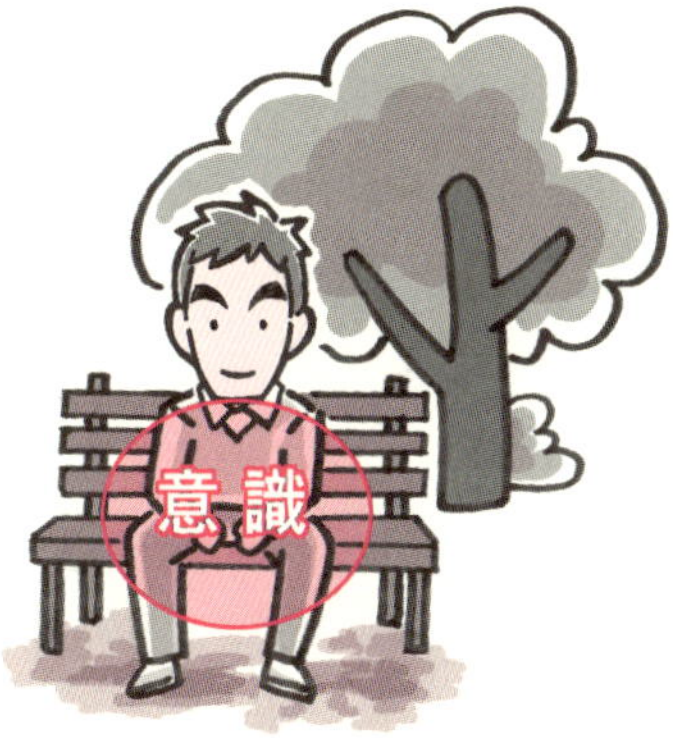

目的がないと体に意識が留まる

目的は未来にあるものなので、目的を意識すると未来に意識が向かうからです。

例えば仕事中は「12時までにこの資料をつくろう」といった未来の目的があり、それに向かって行動しています。休日にデパートに行く予定なら、「デパートに行く」という未来の目的に向かって行動します。

目的に向かう意識が強すぎると、途中の過程は意識に入らなくなります。例えば、「デパートに行く」という目的意識が強いと、デパートのイメージで意識が一杯になり、向かう途中で見える景色や聞こえる音、体の感覚などは、意識にほとんど入らなくなります。

このように、目的を目指して行動していると、意識は未来に向かい「今ココ」から離れやすいのです。

◇何もしないだけで右脳は活性化する

逆に、目的を持たずに「ただ何もしない」だけで、意識は「今ココ」に留まるようになります。特にテクニックはいりません。ただ何もしないだけです。

しかし、いざ何もしないでいると、退屈感や焦りを感じたり、用事を思い出したりして、いても立ってもいられなくなり、何かしたくなると思います。私たち現代人は、何もしないで過ごすことに慣れていないため、何もしないことに耐えられないのです。

しかしそこで、その退屈感や焦りを嫌がらずに、何もしないことに留まってみてください。それが右脳優位な意識を鍛えるすばらしい訓練になります。

★ワーク　ブレインデトックス

❶公園やカフェなど、のんびりできる場所に行きます。家の中よりも外のほうが何もせずに過ごしやすいので、外のほうがおススメです。何もしないでいられるなら、家の中でもかまいません。

❷スマホを見たり本を読んだりはせず、ただ何もせずに座ります。思考が出てきてもかまいません。ただし、自分から「コレを考えよう」と決めて、進んで考えることはしません。勝手に思考が出てくる分には、出るままにしておいてかまいません。

❸退屈感や焦りが出てきたら、その退屈感や焦りをただ感じてみてください。退屈感や焦りと共に、何もしないことに留まってください。

10分ほど続けます。いろいろな思考が浮かんでくるでしょうが、10分もすればそれらはたいてい落ち着きます。気分がスッキリし、心身が休まったと感じられます。

右脳優位な意識を日常に取り入れるコツ

この章の冒頭、ポストメディテーションの所でもお話ししましたが、日常に右脳優位な意識を取り入れるコツは、気合を入れすぎないことです。「強度よりも頻度」です。一回一回は気軽に、気負わずにさらっとやりましょう。一回一回を「ちゃんとやろう」と気合を入れすぎると、その分ハードルが上がってしまいます。

一回一回を、ある意味で「いい加減に」「適当に」行います。例えば、10秒時間があれば呼吸を一回感じてみます。一回だけでは意味がないとは思わないでください。一回でも立派なトレーニングです。そのくらいの気楽さでやってしまいましょう。

もう一つ大切なのが「忘れないこと」です。気楽に軽くやりますが、やること自体は忘れないでおきます。リラックスしながらも、忘れずに繰り返し思い出します。

このように日常で練習を繰り返していくと、日常に右脳優位な意識が浸透していきます。

人類が左脳過剰になったわけ

私たち人類は、なぜ左脳過剰になったのでしょうか。ここではその原因について考察してみたいと思います。とはいっても私は歴史学者ではありませんので、あくまでも一つの仮説として聞いてみてください。

◇原因①／人工的な都市環境

人類がここまで左脳過剰になったのは、自然から離れて人工的な環境で暮らすようになったからだと考えられます。

長い間、人類は森や自然の中で暮らしていました。自然の中で暮らしていれば、左脳過剰になることはまずありません。感覚優位な右脳意識で暮らしていたはずです。

このことは、実際に自然の中に行けば実感できると思います。自然の中では五感が研《と》ぎ澄《す》まされ、思考は静まっていきます。

太古の人類は、生活に必要なものを自然の中から得ていました。食べ物や飲み物、家の材料、道具の材料など、あらゆるものが自然の中にありました。人類は、自然をよく観察し、その中から必要なものを目ざとく見つけ出していたはずです。自然の中にいながら、今ココとは関係のない考え事に没頭している暇などなかったでしょう。

また、自然にはさまざまな危険が潜んでいます。考え事に没頭していたら、そういった危険を察知できません。自然の中にいる時は、常に五感を使って周りの環境を深く感じ取っていたはずです。

人類は数十万年前に地上に現れ、長い間自然の中で暮らしていました。自然から離れた人工的な環境で暮らすようになったのは、ここ数百年のことです。それは、人類の長い歴史の中ではつい最近のことです。人類はその歴史の99％以上の時間を、自然の中で右脳優位に生きてきたのです。

しかし、ある時から文明が発展し始めます。農耕が始まり、食料を蓄えられるようになりました。すると、だんだんと仕事の分業が進んでいきました。昔は、植物や木の実を採集したり、狩猟をしたり、生活用品をつくったり、家を建てたりと、生活に必要なあらゆることを自分たちでやっていました。

しかし、仕事の分業が進むにつれて、専門家がそれぞれの仕事を行うようになります。同じ人がいろんなことをやるのではなく、道具をつくる人、家をつくる人、野菜をつくる人、狩りをする人など、一つのことに特化した専門家たちが増えていきました。

そのうち、建築の専門家たちの力で、人工的に整備された都市ができました。都市に住む人たちは、植物を採集したり狩りをしたりはせずに、店を開いて商品を売り買いしたり、学問をしたり、都市を整備したりしました。王や貴族や大富豪などの力を持った支配者も現れました。政治や経済の専門家も現れました。

同じ人がいろいろな仕事をするのではなく、例えば、建築の専門家が建築だけに取り組んでいけば、建築の技術はどんどん進歩します。刃物をつくる専門家が刃物をつくり続けていれば、刃物の技術もどんどん進歩します。そうやって技術が進歩し、文明はどんどん発展していきました。

文明が発展するにつれて、都市はどんどん人工的になり、自然からますます切り離されていきました。都市に住む人たちは、自然の中から必要なものを取りにいかなくてもよくなります。狩猟や農業などの専門家たちが取ってきたものを、お金で買えばいいからです。

都市に住む人たちは、五感を使って自然を感じる必要がなくなります。都市が発展すればするほど、人は感覚を使わなくなり、代わりに思考を使うようになります。

都市に住む人たちは、商業や学問や政治など、感覚ではなく思考を主に使う仕事をするようになります。すると、思考はますます強くなっていき、左脳過剰が進んでいきます。

現代では、多くの人が都市に住み、自然と切り離された生活をしています。一日のほとんどをコンクリートづくりの建物の中で過ごし、パソコンやスマホなどのデジタル機器を一日中見て過ごしています。自然にふれることはほとんどなく、感覚を使う機会もありません。このような生活をしていれば、当然のように左脳過剰が進んでいきます。

人類は、文明が発展する大きな歴史的流れの中で、必然的に左脳過剰になっていったのでしょう。

◇原因②／認知革命――思考がつくった世界に住む

人類が左脳過剰になったもう一つの原因として「認知革命」という出来事が挙げられます。認知革命は、世界的ベストセラーとなったユヴァル・ノア・ハラリ氏の『サピエンス全史』（河出書房新社）で提唱された考え方です。

「認知革命」とは、人類が「虚構を信じる能力」を得たことだ、とハラリ氏は述べています。別の言い方をすると、「架空の何かをイメージして、それをみんなで信じることができる能力」だそうです。この能力は、国家や企業などの大きな集団をつくるために必要な能力だそうです。

これだけではピンとこないと思いますので、もう少し詳しく説明していきます。

例えば、「りんご」という果物がありますよね。りんごは確かに実体として存在しています。架空のイメージではありません。りんごを直接触ることもできるし、食べることもできます。食べると歯ごたえがあり、味がします。りんごは確かに現実に存在しています。

一方で「トヨタ」という自動車会社はどうでしょうか。「トヨタ」は、りんごのように、現実に存在しているのでしょうか。

「トヨタは現実に存在しているに決まってるじゃないか」と思うかもしれません。

しかし、よく考えてみてください。「トヨタ」は「りんご」のように、直接触ったり目で見たりできるものではありません。直接何かを指さして「これがトヨタです」と言うことはできません。

例えば、「トヨタのカローラ」を指さして「これがトヨタです」と言ったとしましょう。しかし、「カローラ」はトヨタがつくった車であって、「トヨタ」という会社そのものではありません。「カローラ」はトヨタではないのです。

トヨタの本社ビルを指さして「これがトヨタです」と言ったとします。確かにそのビルはトヨタの本社ビルですが、「トヨタ」そのものではありません。建て替えのために本社ビルを壊したら、なくなってしまいます。しかし、本社ビルがなくなっても「トヨタ」はなくなりません。つまり本社ビルは「トヨタ」そのものではないのです。「トヨタの工場」も、トヨタの工場であって、トヨタそのものではありません。

このように、「トヨタはこれです」と指させる実体は、この世のどこにも存在しません。いわば、トヨタは架空の存在といえるのです。

しかし、誰でも「トヨタ」と聞くと、何のことだかすぐにわかり、話が通じます。

なぜ通じるのかというと、みんながトヨタという名前を何度も聞いたことがあり、トヨタのＣＭを何度も見たことがあり、トヨタの車が走っている所を何度も見たことがあるからです。

そのようなトヨタに関するさまざまな情報や記憶が、私たちの頭の中に蓄積されています。私たちは、それらを頭の中で統合し「トヨタ」というイメージをつくり上げています。現実世界に物質的な実体として「トヨタ」があるわけではありません。「トヨタ」はみんなの頭の中にあるのです。

そして、みんながそのイメージを共有しています。共有しているから、トヨタと言えば話が通じます。もし、そのイメージを共有する人が周りに誰もいなければ、トヨタと言ってもまったく話が通じません。トヨタを知っている人が誰もいない所では、トヨタは本当に存在しなくなります。

トヨタだけではなく、企業や国、学校などの組織はすべて同じです。それは人々の頭の中で共有されたイメージであって、実体としては存在していません。

一見存在するかのように見えるのは、みんなが同じイメージを共有し、存在するかのように話し、存在するかのように振る舞っているからです。

実体として存在しないものをイメージし、それを信じる力が、「認知革命」で得た能力だといわれています。この能力があったからこそ、人類はここまで発展できたとハラリ氏は述べています。

もしこの能力がなければ、国や企業などの大きな集団は存在できません。最大でも150人ほどの集団しかつくれないそうです。

150人ほどなら、メンバー同士が互いの顔を認識して、直接交流しながら、集団としてまとまることができます。しかし、それ以上の人数になると、互いの顔を認識できなくなり、相手が仲間かどうか判別できなくなり、一つの集団としてまとまることができないそうです。

国や企業などの集団は、何万人、何千万人という多くの人間が、一つの集団としてまとまっています。これは、その集団のメンバーが、その集団のイメージを共有し、その集団の規則や歴史を共有し、それを基準に物事を考え、行動しているからです。

日本が一つの国としてまとまっていられるのは、一億人の人間が、お互いの顔は知らなくても、日本というイメージを頭の中で共有し、日本の歴史や法律を共有し、それに従って生きているからです。だから国として存在できるのです。

他の動物にはそういうことはできません。

人類だけが国や企業といった巨大な集団をつくり、協力して活動し、文明を発展させることができたのです。一人一人は小さく非力な人間が、人間より大きく強い他の動物たちを差し置いて、この地上の支配者になっているのは、認知革命の力なのです。

◇左脳過剰と認知革命

ここで、認知革命と左脳過剰がどう関係しているかを考えてみます。

認知革命が起きたあとの人類は、頭の中で架空のイメージや概念をつくり出し、それを現実として扱うようになりました。そして、そのイメージの世界で暮らすようになりました。

国という架空のイメージをつくり出し、その国の理念、法律などをつくり出し、それに従いながら、その国の中で生きる。会社という架空のイメージをつくり出し、その会社の目的、規則などをつくり出し、それに従いながら、その会社の中で働く。それはある意味、頭の中でつくったイメージの世界で生きているといえるでしょう。

本来、五感で感じている今ココの世界には、国や会社といったものは存在しません。どこを見ても、どこを探しても、実体としてそれらを見つけることはできません。それらは、透明な幻のような存在なのです。

認知革命以降、人類にとっては、今ココの現実世界よりも、頭の中のイメージの世界が重要になりました。元々は現実世界のほうが重要でしたが、その関係が逆転したのです。

文明が進歩するにつれて、人類の意識はどんどん架空のイメージ世界に移行していきました。その架空の世界は、思考がつくった世界ですので、左脳の世界といえます。

そして、近年インターネットという究極の架空世界が現れました。あらゆる物事がインターネット上の世界に移行していきました。そして、人類の意識はますます今ココから離れ、架空世界に入り込んでいきました。

今では、誰もがスマホを持っていて、すぐにその架空世界にいくことができます。ほんの少しでも時間があれば、架空世界にいけてしまうため、「今ココ」にいる暇がありません。

今後、架空世界はますます巨大になり、人類の意識のほとんどを吸い取るようになるでしょう。

食事をしていても、友人と過ごしていても、旅行をしていても、その架空世界から意識が離れることはありません。架空世界から押し寄せる大量の情報に、人類の意識はますます占拠されていくでしょう。

別にインターネットが悪だと言いたいわけでありません。私もインターネットは毎日使っていますし、スマホも使っています。

しかし、それらは刃物のようなもので、便利ですが気をつけて使わないと危険な場合があるのです。人類はそれらを今よりも上手に使いこなすスキルを、身につける必要があるでしょう。

左脳過剰の流れから抜け出す

ここまでお話ししてきたように、現代は左脳過剰な社会です。左脳がつくり出す過剰な思考で、多くの人が苦しんでいます。しかし、ほとんどの人は、その苦しみの原因がわかりません。

思考の世界にどっぷりと浸《つ》かりすぎているため、原因に気づけないのです。だから、そこから抜け出すことができません。それはまるで、悪夢にうなされながら、それが夢だと気づけないようなものです。映画『マトリックス』の仮想世界にも似ています。その外の世界があることがわからないのです。

最後に振り返ってみると、私も左脳過剰による生きづらさに、長年苦しんできました。その苦しみから抜け出そうといろいろと努力をしましたが、今思うと、まるで見当違いな努力をしていたように思います。

それは、がんばって勉強して知識を増やし、スキルを磨くといった、より思考力を強化するための努力でした。

結局は、左脳過剰を強める方向の努力だったのです。左脳過剰が苦しさの原因なのに、それを左脳で解決しようとしていたわけです。火を使って火を消そうとするようなものです。それでは解決できるわけがありません。

左脳過剰は、人類の歴史の大きな流れとして起きていることです。あなた個人の問題ではありません。あなたが苦しいのは、人類全体の問題なのです。この左脳過剰の流れは、近年ますます加速しているように見えます。

一方で、マインドフルネスやヨガが世の中に普及したり、癒《いや》しを目的とした情報が盛んに発信されたりして、左脳過剰の流れに逆らう動きも出てきています。本書もその動きの一つだといえます。

しかし、まだまだそのような動きは、一般的ではありません。世の中の左脳過剰の流れには逆行しています。その中で、この本を手に取って最後まで読んでくださったみなさんは、かなり時代の先をいく方たちなのです。

周りの人たちにこの本の内容を話しても、なかなか理解されないかもしれません。しかし、わかってもらえないとガッカリする必要はありません。

何よりもまず大切なのは、みなさんご自身が実践して左脳過剰から抜け出し、幸せになることです。

その後に、その体験を周りの人たちに伝えていってください。それが、世の中の流れを変えることにつながります。

この本が、みなさんの人生を変えるキッカケになれば幸いです。

枡田 智（ますだ・あきら）

森林療法士・マインドフルネス瞑想指導者。

上智大学大学院修了。大学で物理学と情報工学を学び、卒業後は大手メーカーで新規技術の開発に従事し、特許を多数取得。その一方で、長年メンタル不調に悩まされていたが、あるきっかけからたった３日で不調から脱出。

その後、森林療法とマインドフルネス瞑想を学び、指導者として独立。これまで1000名以上に瞑想を指導。元理系研究者のスキルを活かし、わかりにくい瞑想をクリアに図解・言語化し、「とにかくわかりやすい」「あいまいさがなく明快」「他講座でわからなかったことがすんなりとわかる」と高い評価を受けている。著書に『瞑想メソッドで始めるメンタル強化法 もう"左脳"に振り回されない』（大和出版）がある。

HP　https://ryokusousya.com/
X　https://x.com/MasudaAkira6
ブログ　https://ameblo.jp/shiko-kankaku/

参考文献
『奇跡の脳――脳科学者の脳が壊れたとき』（新潮文庫）　ジル・ボルト テイラー著　竹内 薫（翻訳）
『サピエンス全史』（河出書房新社）　ユヴァル・ノア・ハラリ著　柴田裕之（翻訳）

じぶんでできる左脳過剰の静め方

2025年３月５日　第１刷発行

著　者　枡田 智

発行者　岩尾悟志
発行所　株式会社かや書房
〒162-0805
東京都新宿区矢来町113　神楽坂升本ビル３F
電話　03-5225-3732（営業部）

印刷・製本　中央精版印刷株式会社

Printed in Japan
ISBN 978-4-910364-68-1 C0095

編集担当　佐藤将斉